KUZHINA LËKURË E LUMTUR

100 receta për të ushqyer lëkurën tuaj nga brenda jashtë

Donika Pepa

Materiali i autorit ©2024

Të gjitha të drejtat e rezervuara

Asnjë pjesë e këtij libri nuk mund të përdoret ose transmetohet në çfarëdo forme apo mjeti pa pëlqimin e duhur me shkrim të botuesit dhe pronarit të së drejtës së autorit, përveç citimeve të shkurtra të përdorura në një përmbledhje. Ky libër nuk duhet të konsiderohet si zëvendësim i këshillave mjekësore, ligjore ose të tjera profesionale.

TABELA E PËRMBAJTJES

TABELA E PËRMBAJTJES..3
PREZANTIMI..8
MËNGJESI DHE BRUNCH...10
1. KREPAT ME HIKËRROR...11
2. MËNGJESI SHËRUES LASSI..13
3. WAFFLES MELI..15
4. TOFU DHE KALE PËRLESHJE..18
5. FRUTA DHE TËRSHËRA ME PROTEINA QUINOA..............21
6. DRITHËRAT E MOLLËS..24
7. PARATHA E MBUSHUR ME LULELAKËR..........................26
8. PARATHA E MBUSHUR ME SPINAQ...............................28
9. SHËRIMI I GRURIT TË PLASARITUR ME SHQEME............30
10. KREPAT E NDARË ME GRAMË DHE THJERRËZA............33
11. KREPAT KURUES ME MIELL QIQRASH..........................36
12. KREM ME KREPA ORIZI...39
13. MASALA TOFU SCRAMBLE...42
14. PETULLA ME FARA KARAMELE...................................45
15. SMOOTHIE SHËRUESE ME KAJSI DHE BORZILOK..........47
16. PANCAKES JAGGERY...49
17. QULL ARRE..51
18. QUINOA KANELLE ME PJESHKE..................................53
19. QULL QUINOA..55
20. ÇAJ SHËRUES..57

21. UJË ANGJINARJA...59
22. QUMËSHT BAJAME E ARTË DHE SHAFRAN I INDISË...............61
MEZHET DHE SNACKS..63
23. KAFSHIMET E BAMJES DHE KASTRAVECIT..........................64
24. PATATE TË ËMBLA ME TAMARIND.......................................67
25. BARE BAJAMESH..69
26. DARDHA TË MBUSHURA ME FIK...71
27. TOPA ME ERËZA...73
28. ROSTIÇERI ME SELINO..75
29. TOPA SPIRULINA..77
30. ROSTIÇERI P , P DHE P...79
31. CRAKERA ME QEPË..81
32. SALLATË ME LULELAKËR TË VERDHË , PIPER......................83
33. KOKOSHKA ME ERËZA..85
34. MASALA PAPAD...87
35. ARRA MASALA TË PJEKURA..89
36. BAJAME TË PJEKURA DHE SHQEME ME ERËZA CHAI.............91
37. POPPERS ME QIQRA PIKANTE...93
38. SHESHE PERIMESH TË PJEKURA..95
39. PATATE PIKANTE ME PATATE TË ËMBLA..............................98
LËNDA KRYESORE: PERIMET...101
40. TOFU ME ERËZA DHE DOMATE...102
41. HASH PATATE QIMNON..105
42. HASH I PATATES SË FARAVE TË MUSTARDËS......................108
43. SHËRUESE P EA DHE LAKRA E BARDHË.............................110
44. LAKRA ME FARA MUSTARDE DHE KOKOS..........................112

45. FASULE ME PATATE 114
46. PATËLLXHAN ME PATATE 117
47. MASALA LAKRAT E BRUKSELIT 120
48. LULELAKRA GREKE 122
49. MAKARONA KREMOZE ME KUNGULLESHKA 124
50. KUNGULL I NJOMË ME PESTO KUNGUJSH 126
51. PILAF ME KUNGULL I NJOMË ME KOPËR 128
52. COUSCOUS CREMINI PILAF 130
53. RIZOTO SHËRUESE E ASPARAGUT 133
54. BULGUR ME SALCË KUNGULLI 136
LËNDA KRYESORE: BISHJE DHE KOKRIRA 138
55. SALLATË E RRUGËS ME BISHTAJORE 139
56. MASALA FASULE & PERIME 141
57. FASULE TË PLOTA ME KOKOS 143
58. FASULE OSE THJERRËZA TË PJEKURA 145
59. THJERRËZAT ME GJETHE KERRI 148
60. KOKOSI ME THJERRËZA GOAN KERRI 151
61. BISHTAJORET CHANA MASALA 154
62. FASULE DHE THJERRËZA TË GATUARA NGADALË 157
63. CHANA DHE SPLIT MOONG DAL ME THEKON PIPER 159
64. ORIZ KAFE DHE FASULE ADZUKI DHOKLA 162
65. FASULE MUNG DHE ORIZ ME PERIME 165
66. LLOKOÇIS FRY PERIMET 167
67. QIQRA DHE MAKARONA SPANJOLLE 169
68. MAKARONA PA KUBE 172
69. RIZOTO ME ORIZ KAFE 174

70. QUINOA TABBOULE EH..................................176
71. MELI, ORIZI DHE SHEGA...............................178
KURSI KRYESOR: KURRI......................................180
72. CURRY KUNGULL ME FARA PIKANTE.........................181
73. BAMJE KERRI..184
74. CURRY ME PERIME KOKOSI...............................186
75. CURRY ME PERIME BAZË................................188
76. FASULE E ZEZË DHE KERRI KOKOSI.......................190
77. CURRY ME LULELAKËR KOKOSI............................193
78. CURRY ME LULELAKRA DHE PATATE........................195
79. PATATE, LULELAKËR DHE KERRI ME DOMATE................197
80. KARI I PËRZIER ME PERIME DHE THJERRËZA..............199
81. KARI ME DOMATE......................................201
82. CURRY PAGUR E BARDHË................................203
83. PJEPËR DIMËROR I PJEKUR.............................205
84. KARI I FRYMËZUAR NGA SAMBHAR ME SOBË................207
85. DHE THJERRËZA PUNJABI CURRIED.......................210
86. SPINAQ, KUNGULL DHE KERRI DOMATE....................213
DESSERTS..216
87. MUS KAROBI ME AVOKADO...............................217
88. MANIT DHE MOLLËVE ME ERËZA..........................219
89. TORTË ME KARROTA TË MPREHTA.........................221
90. KREM BORONICË.......................................223
91. BANANE , GRANOLA DHE KOKRRA TË KUQE.................225
92. BORONICA DHE PJESHKË E FRESKËT......................227
93. BOLLGUR BRÛLÉE......................................229

94. MANAFERRA TË NDRYSHME GRANITA.................................231
95. AKULLORE VEGANE PA SHEQER......................................233
96. KREM ME FRUTA TË NGRIRË..235
97. PUDING ME AVOKADO...237
98. ROLETA DJEGËS DHE ARRA..239
99. BYREK ME MOLLË SHËRUESE..241
100. MAKARONA ME UJË KOKOSI DHE PORTOKALLI...............244
PËRFUNDIM...247

PREZANTIMI

Hyni në "KUZHINA LËKURË E LUMTUR", një mbretëri ku kënaqësitë e kuzhinës takohen me kujdesin e lëkurës, duke ju ofruar 100 receta të dizajnuara për të ushqyer lëkurën tuaj nga brenda jashtë. Ky libër gatimi është udhëzuesi juaj për të shfrytëzuar fuqinë e përbërësve të shëndetshëm, superushqimeve dhe recetave të krijuara me mjeshtëri për të promovuar lëkurë rrezatuese dhe të shëndetshme. Bashkohuni me ne ndërsa nisim një udhëtim për të zbuluar kryqëzimin e të ushqyerit dhe kujdesit të lëkurës, duke krijuar një përzierje harmonike që rrit mirëqenien dhe bukurinë tuaj.

Imagjinoni një kuzhinë të mbushur me fruta, perime të gjalla dhe përbërës të mbushur me lëndë ushqyese, secila e zgjedhur për të mbështetur shëndetin dhe vitalitetin e lëkurës tuaj. "KUZHINA LËKURË E LUMTUR" nuk është thjesht një koleksion recetash; është një qasje gjithëpërfshirëse për kujdesin e lëkurës që njeh rëndësinë e ushqyerjes së trupit tuaj nga brenda. Nëse jeni duke kërkuar të trajtoni shqetësime specifike të lëkurës, të përmirësoni ngjyrën tuaj të përgjithshme ose thjesht të kënaqeni me ushqime të shijshme dhe të dashura për lëkurën, këto receta janë krijuar për të transformuar kuzhinën tuaj në një strehë për lëkurë rrezatuese dhe të lumtur.

Nga smoothie-t e pasura me antioksidantë te sallatat që rrisin kolagjenin, dhe nga ushqimet e mbushura me omega-3 te ëmbëlsirat e lezetshme me veti përmirësuese të lëkurës, çdo recetë është një festë e sinergjisë midis të ushqyerit dhe kujdesit të lëkurës. Pavarësisht nëse jeni një entuziast i kujdesit të lëkurës ose një adhurues i ushqimit, i etur për të eksploruar përfitimet e bukurisë së vakteve tuaja, "KUZHINA LËKURË E LUMTUR" është burimi juaj kryesor për krijimin e një rutine për kujdesin e lëkurës që fillon në pjatën tuaj.

Bashkohuni me ne teksa hulumtojmë në botën e ushqimeve që përmirësojnë bukurinë, ku çdo pjatë është një dëshmi e idesë se lëkura e shëndetshme dhe rrezatuese fillon me zgjedhjet që bëni në kuzhinën tuaj. Pra, mblidhni përbërësit tuaj të pasur me lëndë ushqyese, përqafoni fuqinë e ushqimit si ilaç dhe le të ushqejmë rrugën tonë drejt lëkurës së lumtur dhe me shkëlqim me "KUZHINA LËKURË E LUMTUR".

MËNGJESI DHE BRUNCH

1. Krepat me hikërror

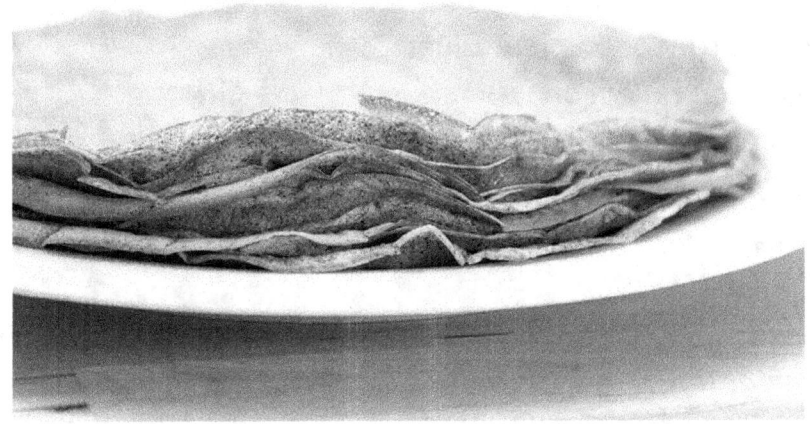

Bën: 3 krepa

PËRBËRËSIT:
- ½ filxhan ujë
- ¼ lugë çaji xhenxhefil pluhur
- 1 lugë çaji farë liri të bluar
- ½ filxhan hikërror
- ½ lugë çaji kanellë
- Gjalpë vegan për gatim

UDHËZIME:
a) Përziejini të gjithë përbërësit në një tas. Lëreni përzierjen të qëndrojë për 8-10 minuta.
b) Kur të jeni gati për t'u gatuar, vendosni gjalpin vegan në një tigan në zjarr mesatar.
c) Merrni tre lugë brumë dhe lyeni hollë me pjesën e pasme të një luge.
d) Kur fillojnë të shfaqen flluska në anën e sipërme, kthejeni me kujdes krepin dhe gatuajeni anën tjetër për disa minuta.

2. Mëngjesi shërues Lassi

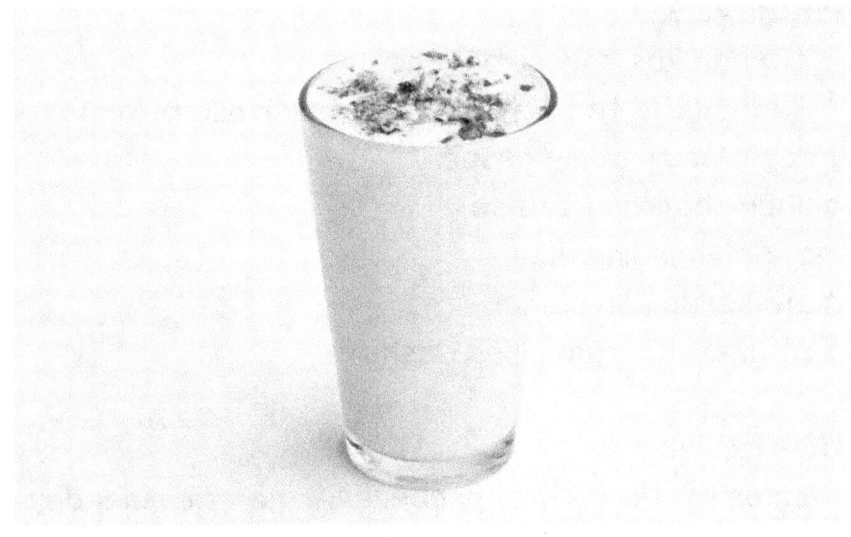

Bën: 2 racione

PËRBËRËSIT:
- ½ filxhan kos kokosi-bajame
- ½ filxhan ujë të pastruar të filtruar ose burimi
- 1 datë Medjool me gropë
- pluhur shafran i Indisë
- majë pluhur kanelle
- majë kardamon pluhur
- 3 stigma shafrani sipas dëshirës

UDHËZIME:
a) Vendosini të gjithë përbërësit në një blender dhe pulsoni për 2 minuta derisa të jenë të lëmuara.
b) Pini menjëherë.

3. Waffles meli

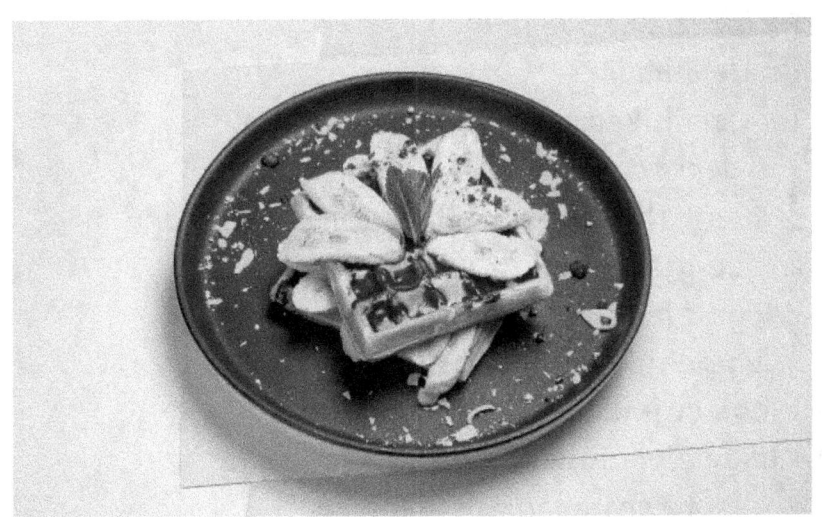

Bën: 4

PËRBËRËSIT:
- 1 c deri meli
- 1 c deri hikërror pa pjekur
- ¼ c deri fara liri
- ¼ c lart thekon kokosit të grirë pa sheqer
- 2 luge gjelle melase ose agave
- 2 lugë gjelle vaj kokosi të parafinuar
- ½ lugë çaji kripë
- 1 lugë çaji kanellë të bluar
- 1 lëkurë portokalli
- ¼ c lart fara luledielli
- Shurup çokollate

UDHËZIME:
a) Vendosni melin, hikërrorin dhe lirin në një enë dhe shtoni ujë; lëreni të qëndrojë gjatë gjithë natës dhe më pas kullojeni.
b) Vendosini kokrrat në një blender me ujë të mjaftueshëm sa të mbulohen kokrrat.
c) Kombinoni përbërësit e mbetur, duke përjashtuar farat e luledellit.
d) Përziejini për të bërë një brumë të trashë.
e) Vendosni pak brumë në një aparat vaffle të nxehtë.
f) Spërkateni brumin me farat e luledellit dhe piqni sipas udhëzimeve të prodhuesit.
g) Shërbejeni me ose pa mbushjet tuaja të preferuara.

4. Tofu dhe Kale përleshje

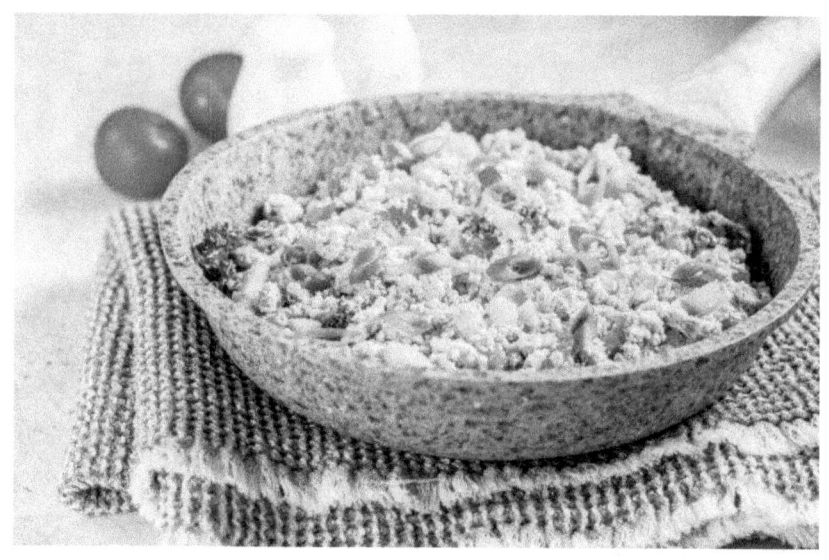

Bën: 2

PËRBËRËSIT:
- 2 gota lakër jeshile, të copëtuara
- 2 luge vaj ulliri
- 8 ons tofu tepër të fortë, të kulluar dhe të thërrmuar
- ¼ qepë e kuqe, e prerë hollë
- ½ piper i kuq, i prere holle

salcë
- Uji
- ¼ lugë shafran i Indisë
- ½ lugë gjelle kripë deti
- ½ lugë qimnon i bluar
- ½ lugë hudhër pluhur
- ¼ lugë gjelle pluhur djegës

PËR SHËRBIM
- Patate për mëngjes, ose dolli
- Salsa
- Cilantro
- Salcë nxehtë

UDHËZIME:
salcë

a) Kombinoni erëzat e thata në një pjatë me ujë të mjaftueshëm për të bërë një salcë të derdhur. Vendoseni mënjanë.

b) Ngrohni vajin e ullirit në një tigan dhe skuqni qepën dhe piperin e kuq.

c) I përziejmë perimet dhe i rregullojmë me pak kripë dhe piper.
d) Gatuani për 5 minuta, ose derisa të zbuten.
e) Shtoni lakër jeshile dhe mbulojeni për 2 minuta në avull.
f) Lëvizni perimet në njërën anë të tiganit dhe shtoni tofu.
g) Pas 2 minutash, shtoni salcën dhe përzieni shpejt që salca të shpërndahet në mënyrë të barabartë.
h) Gatuani edhe për 6 minuta të tjera, ose derisa tofu të jetë skuqur lehtë.
i) Shërbejeni me patate të mëngjesit ose bukë.

5. Fruta dhe tërshëra me proteina Quinoa

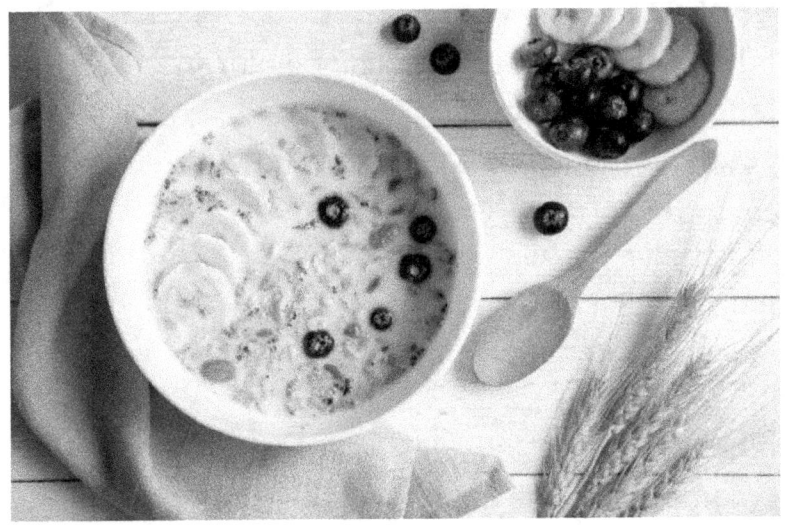

Bën: 1

PËRBËRËSIT:
- ¼ filxhan tërshërë të petëzuar pa gluten
- ¼ filxhan quinoa të gatuar
- 2 lugë gjelle pluhur natyral proteine vegane vanilje
- 1 lugë gjelle fara liri të bluar
- 1 lugë kanellë
- ¼ banane, e grirë
- Disa pika stevia të lëngshme
- ¼ filxhan mjedra
- ¼ filxhan boronica
- ¼ filxhan pjeshkë të prera në kubikë
- ¾ filxhan qumësht bajamesh pa sheqer

Mbushjet:
- kokosi i thekur
- gjalpë bajamesh
- bajame
- fruta të thata
- fruta të freskëta

UDHËZIME:
a) Kombinoni tërshërën, quinoan, pluhurin e proteinave, lirin e bluar dhe kanellën dhe përzieni për t'u kombinuar
b) Shtoni në pure banane, stevia, manaferrat dhe pjeshkët.
c) Shtoni qumështin e bajames dhe bashkoni përbërësit.
d) Ruajeni në frigorifer gjatë natës.

e) Shërbejeni të ftohtë!

6. Drithërat e mollës

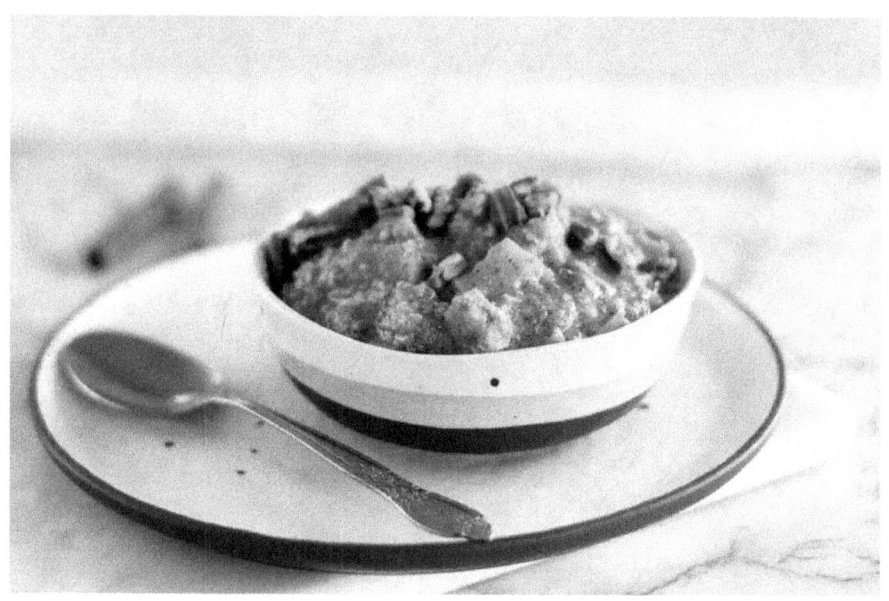

Bën: 1 porcion

PËRBËRËSIT:
- 1 mollë
- 1 dardhe
- 2 shkopinj selino
- 1 lugë gjelle ujë
- Pini kanellë

UDHËZIME:

a) Pritini mollën, dardhën dhe selinon në copa dhe vendosini në blender.
b) Përziejini frutat dhe perimet me ujë në një konsistencë të qetë.
c) Erëzoni me kanellë nëse dëshironi.

7. Paratha e mbushur me lulelakër

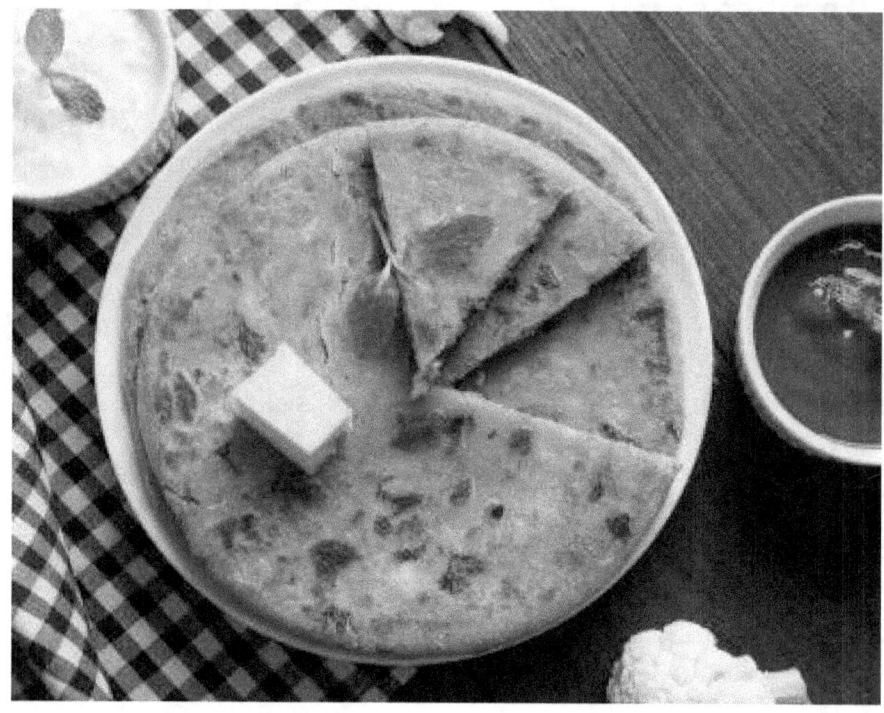

Bën: 12

PËRBËRËSIT:
- 2 filxhanë lulelakër të grirë
- 1 lugë çaji kripë deti të trashë
- ½ lugë çaji garam masala
- ½ lugë çaji pluhur shafran i Indisë
- 1 grumbull brumë Roti pa gluten

UDHËZIME:
a) Në një tas të thellë, përzieni lulelakrën, kripën, garam masala dhe shafranin e Indisë.
b) Merrni një pjesë në madhësinë e një topi golfi nga brumi i rotit dhe rrotullojeni midis pëllëmbëve tuaja.
c) Rrafshoni në pëllëmbët tuaja dhe shtrijeni në një dërrasë.
d) Në qendër të brumit vendosni një lugë mbushje me lulelakër.
e) Palosni të gjitha anët në mënyrë që të takohen në mes.
f) Pluhuroni katrorin me miell pa gluten.
g) Rrotulloni përsëri derisa të jetë e hollë dhe e rrumbullakët.
h) Ngrohni një tigan, më pas shtoni parathën dhe gatuajeni për 30 sekonda, ose derisa të forcohet.
i) Kthejeni dhe gatuajeni për 30 sekonda.
j) Lyejeni vajin dhe gatuajeni derisa të dy anët të jenë skuqur pak.

8. Paratha e mbushur me spinaq

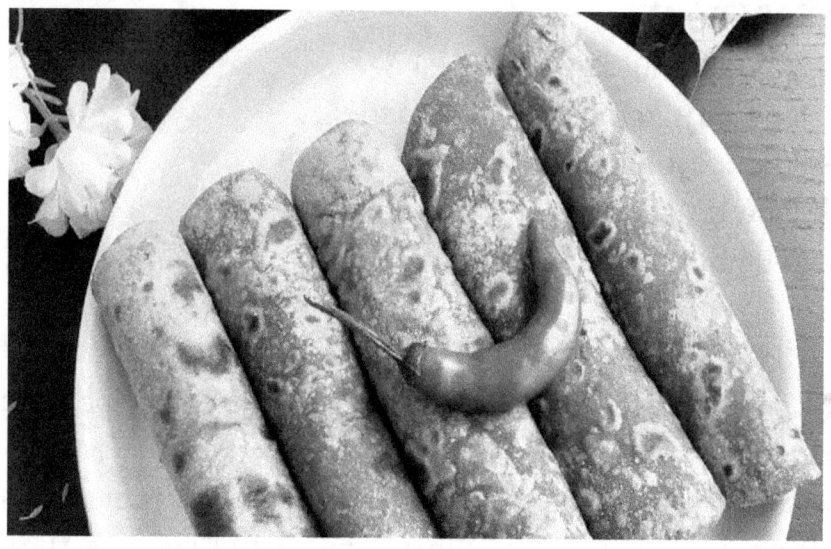

Bën: 20-24

PËRBËRËSIT:
- 1 gotë ujë
- 3 gota miell paratha pa gluten
- 2 gota spinaq të freskët, të prerë dhe të grirë imët
- 1 lugë çaji kripë deti të trashë

UDHËZIME:
a) Në një përpunues ushqimi, përzieni miellin pa gluten dhe spinaqin.
b) Shtoni ujin dhe kripën dhe përzieni derisa brumi të bëhet ngjitës.
c) Ziejini për disa minuta në një sipërfaqe, derisa të jetë e lëmuar.
d) Merrni një copë brumi në madhësinë e një topi golfi dhe rrotullojeni atë midis pëllëmbëve tuaja.
e) Hapeni në një sipërfaqe pasi e shtypni mes pëllëmbëve për ta rrafshuar disi.
f) Gatuani në një tigan të rëndë për 30 sekonda përpara se ta ktheni.
g) Shtoni vaj dhe gatuajeni derisa të gjitha anët të jenë skuqur plotësisht.

9. Shërimi i grurit të plasaritur me shqeme

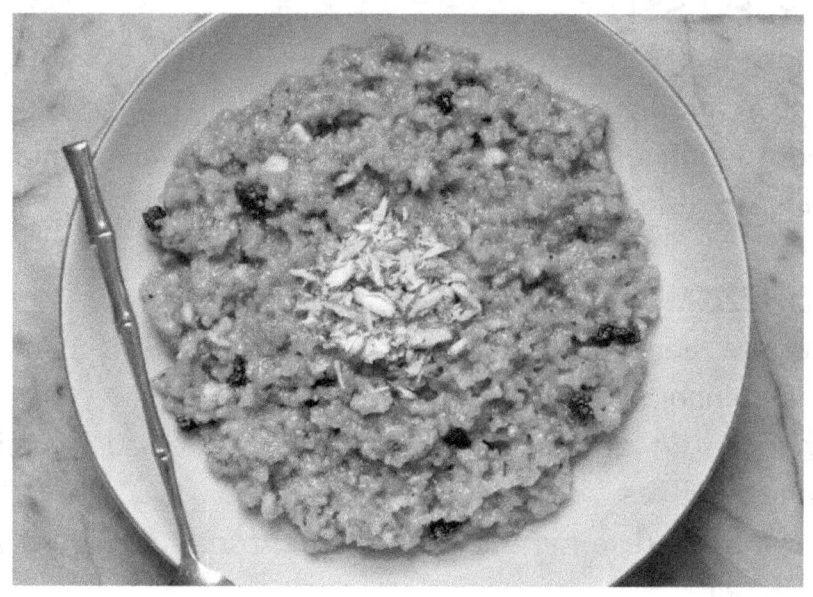

Bën: 3 porcione

PËRBËRËSIT:
- Lëng nga 1 limon
- 1 filxhan grurë të plasaritur
- ½ qepë e verdhë ose e kuqe, e qëruar dhe e prerë në kubikë
- 1 lugë çaji kripë deti të trashë
- 2 gota ujë të vluar
- 1 karotë e qëruar dhe e prerë në kubikë
- 1 luge vaj
- 1 chiles tajlandez, serrano ose kajen,
- ¼ filxhan shqeme të papërpunuara, të pjekura të thata
- 1 lugë çaji fara mustardë të zezë
- 4 gjethe kerri, të prera trashë
- ½ filxhan bizele, të freskëta ose të ngrira

UDHËZIME:
a) Pjekni në thatë grurin e plasaritur për 7 minuta, ose derisa të skuqet.
b) Ngrohni vajin në një tenxhere të madhe dhe të rëndë.
c) Shtoni farat e sinapit dhe gatuajeni për 30 sekonda, ose derisa të ziejnë.
d) Kaurdisni gjethet e kerit, qepën, karrotën, bizelet dhe specin djegës për 3 minuta.
e) Shtoni grurin e plasaritur, shqemet dhe kripën dhe përzieni tërësisht.
f) Në përzierje, shtoni ujin e vluar.
g) Ziejini pa kapak derisa lëngu të përthithet plotësisht.

h) Në fund të kohës së gatimit, shtoni lëngun e limonit.
i) Lëreni mënjanë për 15 minuta në mënyrë që shijet të përzihen.

10. Krepat e ndarë me gramë dhe thjerrëza

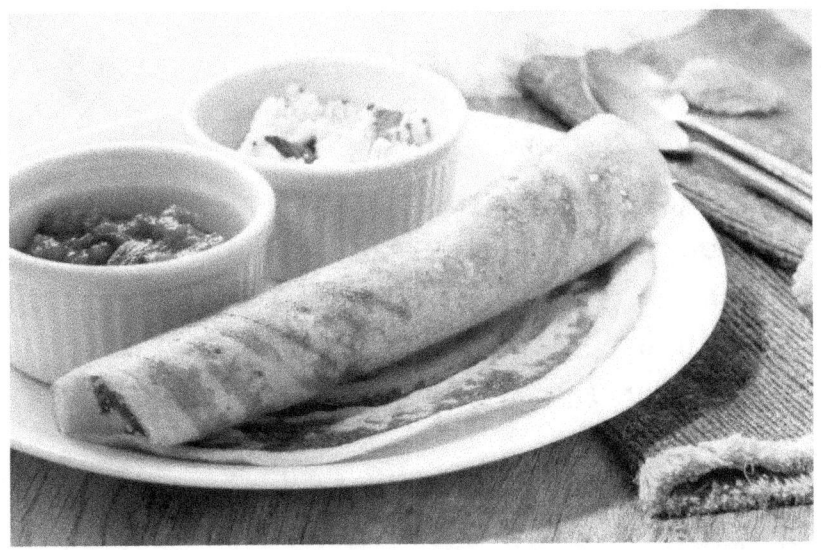

Bën: 3

PËRBËRËSIT:
- ½ qepë, e qëruar dhe e përgjysmuar
- 1 filxhan oriz basmati kafe, i njomur
- 2 lugë gram të ndarë, të njomur
- ½ lugë çaji fara fenugreek, të njomur
- ¼ filxhan thjerrëza të zeza të plota me lëkurë, të njomura
- 1 lugë çaji kripë deti e trashë, e ndarë
- Vaj, për tiganisje
- 1½ gote uje

UDHËZIME:
a) Thjerrëzat dhe orizin i pulsoni me ujë.
b) Lëreni brumin të fermentohet për 6 deri në 7 orë në një vend pak të ngrohtë.
c) Ngroheni një tigan mbi nxehtësinë mesatare.
d) Lyejeni 1 lugë çaji me vaj në tigan.
e) Pasi tigani të jetë i nxehtë, futni një pirun në pjesën e paprerë dhe të rrumbullakosur të qepës.
f) Fërkojeni gjysmën e prerë të qepës përpara dhe mbrapa nëpër tiganin tuaj duke mbajtur dorezën e pirunit.
g) Mbani një tas të vogël me vaj anash me një lugë për ta përdorur më vonë.
h) Hidheni brumin në qendër të tiganit të nxehtë dhe të parangrohur.
i) Bëni lëvizje të ngadalta në drejtim të akrepave të orës me pjesën e pasme të lugës tuaj nga qendra në skajin e

jashtëm të tiganit derisa brumi të bëhet i hollë dhe i ngjashëm me krep.
j) Hidhni një rrjedhë të hollë vaji në një rreth rreth brumit me një lugë.
k) Gatuani dozën derisa të skuqet pak.
l) Ktheni dhe gatuajeni edhe anën tjetër.
m) Shërbejeni me erëza jeera ose patate limoni, chutney kokosi dhe sambhar.

11. Krepat kurues me miell qiqrash

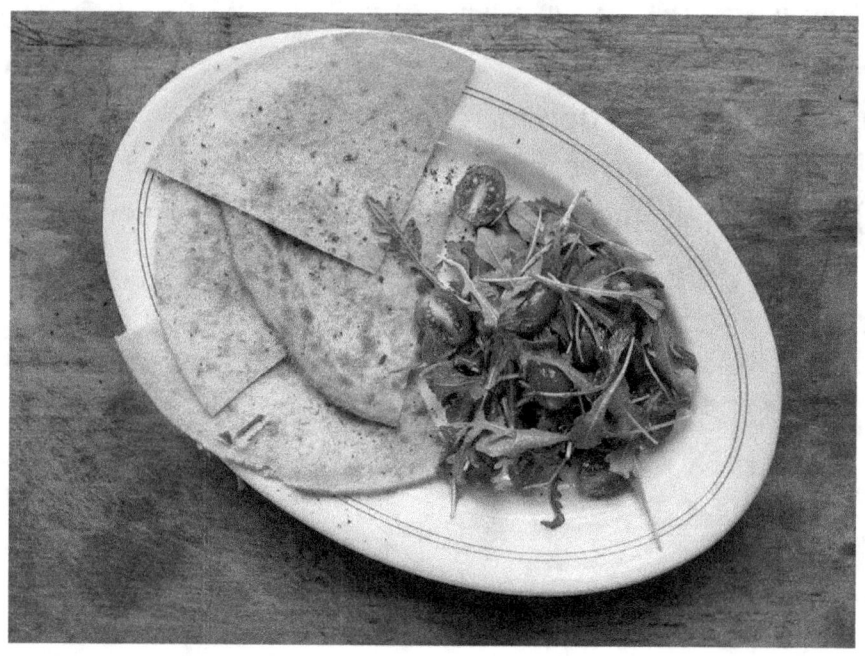

Bën: 8

PËRBËRËSIT:
- ½ lugë çaji koriandër të bluar
- ½ lugë çaji pluhur shafran i Indisë
- 2 speca djegës tajlandez jeshil, serrano ose kajen, të copëtuara
- ¼ filxhan gjethe fenugree të thata
- 2 gota gram miell
- 1 lugë çaji pluhur chili i kuq ose kajen
- Vaj, për tiganisje
- 1 copë rrënjë xhenxhefil, e qëruar dhe e grirë ose e grirë
- ½ filxhan cilantro e freskët, e grirë
- 1 lugë çaji kripë deti të trashë
- 1½ gote uje
- 1 qepë e qëruar dhe e grirë

UDHËZIME:
a) Në një tas të madh përzierjeje, bashkoni gram miellin dhe ujin derisa të jenë të lëmuara. Le menjane.
b) Përziejini përbërësit e mbetur, përveç vajit.
c) Ngroheni një tigan mbi nxehtësinë mesatare.
d) Përhapeni ½ lugë çaji me vaj mbi tigan.
e) Derdhni brumin në qendër të tiganit.
f) Përhapeni brumin në një lëvizje rrethore, në drejtim të akrepave të orës nga qendra në pjesën e jashtme të tavës me pjesën e pasme të lugës për të bërë një petull të hollë dhe të rrumbullakët.

g) Gatuani poora për rreth 2 minuta nga njëra anë, më pas kthejeni për të gatuar nga ana tjetër.
h) Me spatulën shtypni poshtë për të siguruar që edhe qendra të jetë gatuar.
i) Shërbejeni me nenexhik ose pjeshkë anash.

12. Krem me krepa orizi

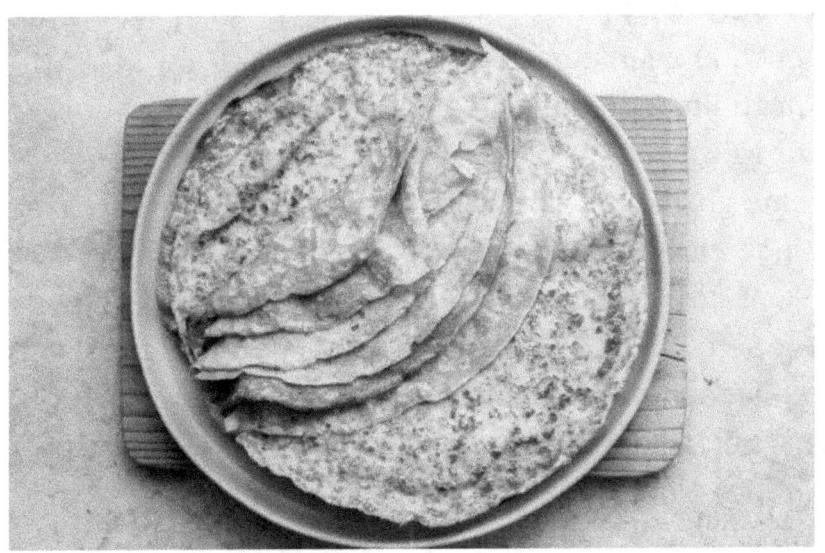

Bën: 6 racione

PËRBËRËSIT:
- 3 gota krem me oriz
- 2 gota kos soje të thjeshtë pa sheqer
- 3 gota ujë
- 1 lugë çaji kripë deti të trashë
- ½ lugë çaji piper i zi i bluar
- ½ lugë çaji pluhur kili i kuq ose kajen
- ½ qepë e verdhë ose e kuqe, e qëruar dhe e prerë hollë
- 1 chili jeshil Thai, serrano ose cayenne, i copëtuar
- Vaj, për tiganisje, vendoseni mënjanë në një enë
- ½ qepë, e qëruar dhe e përgjysmuar

UDHËZIME:
a) Kombinoni kremin e orizit, kosin, ujin, kripën, piperin e zi dhe pluhurin e kuq djegës në një tas të madh dhe lëreni mënjanë për 30 minuta që të fermentohet pak.
b) Shtoni qepën dhe specin djegës dhe përzieni butësisht.
c) Ngroheni një tigan mbi nxehtësinë mesatare.
d) Në tigan ngrohni 1 lugë çaji vaj.
e) Pasi tigani të jetë i nxehtë, futni një pirun në pjesën e paprerë dhe të rrumbullakosur të qepës.
f) Fërkoni gjysmën e prerë të qepës mbrapa dhe me radhë nëpër tiganin tuaj.
g) Mbajeni qepën me pirunin e futur pranë për ta përdorur midis dozave.
h) Hidhni brumë të mjaftueshëm në qendër të tiganit tuaj të nxehtë dhe të përgatitur.

i) Bëni lëvizje të ngadalta në drejtim të akrepave të orës me pjesën e pasme të lugës tuaj nga qendra në skajin e jashtëm të tiganit derisa brumi të bëhet i hollë dhe i ngjashëm me krep.
j) Hidhni një rrjedhë të hollë vaji në një rreth rreth brumit me një lugë.
k) Gatuani dozën derisa të skuqet lehtë dhe të fillojë të tërhiqet nga tigani.
l) Gatuani edhe anën tjetër.

13. Masala Tofu Scramble

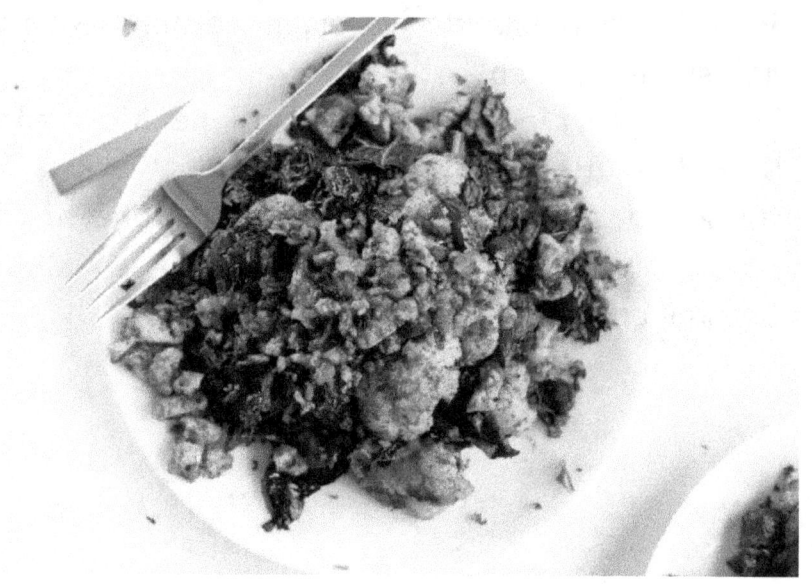

Bën: 2 porcione

PËRBËRËSIT:
- Paketim 14 ons tofu organik tepër i fortë, i shkërmoqur
- 1 luge vaj
- 1 lugë çaji fara qimnoni
- ½ qepë, e qëruar dhe e grirë
- 1 copë rrënjë xhenxhefili, e qëruar dhe e grirë
- 1 chili jeshil Thai, serrano ose cayenne, i copëtuar
- ½ lugë çaji pluhur shafran i Indisë
- ½ lugë çaji pluhur kili i kuq ose kajen
- ½ lugë çaji kripë deti të trashë
- ½ lugë çaji kripë e zezë
- ¼ filxhan cilantro e freskët, e grirë

UDHËZIME:
a) Ngrohni vajin në një tigan të rëndë dhe të sheshtë mbi nxehtësinë mesatare.
b) Shtoni kuminin dhe gatuajeni për 30 sekonda, ose derisa farat të skuqen.
c) Shtoni qepën, rrënjën e xhenxhefilit, djegësin dhe shafranin e Indisë.
d) Gatuani dhe skuqeni për 2 minuta, duke e përzier shpesh.
e) Përziejini tërësisht tofu-në.
f) Sezoni me pluhur të kuq kilit, kripë deti, kripë të zezë dhe cilantro.
g) Kombinoje tërësisht.

h) Shërbejeni me bukë të thekur ose të mbështjellë me roti ose paratha të nxehtë.

14. Petulla me fara karamele

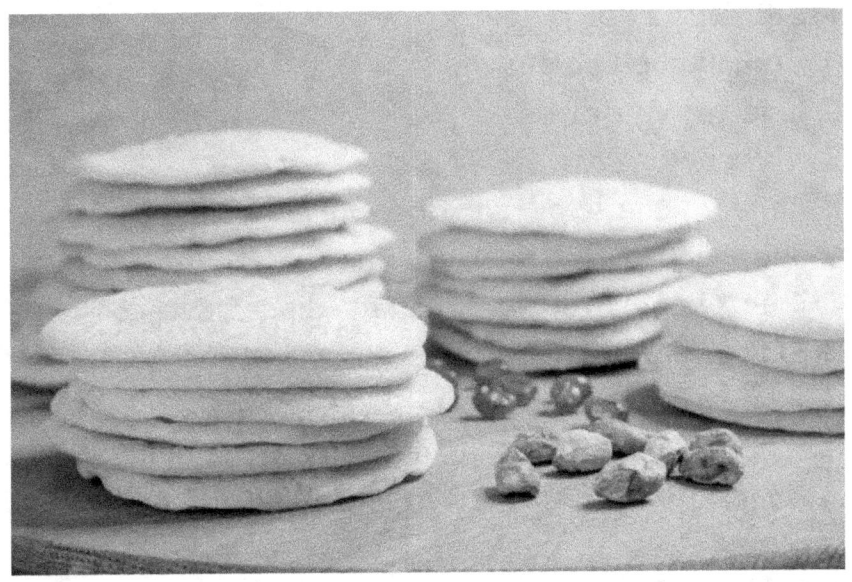

Bën: 4

PËRBËRËSIT:
- 1 filxhan miell pa gluten
- 2 lugë vaj vegjetal
- 1 filxhan kos soje
- ¼ qepë e kuqe, e qëruar dhe e grirë hollë
- Kripë, për shije
- Uji në temperaturën e dhomës, sipas nevojës
- ¼ lugë çaji pluhur pjekjeje
- ¼ lugë çaji fara karamele
- 1 spec të kuq zile, me fara dhe të grirë hollë
- ½ domate, me fara dhe të grira hollë

UDHËZIME:
a) Kombinoni miellin, kosin e sojës dhe kripën; përzieni mirë.
b) Shtoni ujë të mjaftueshëm për të arritur konsistencën e brumit të petullave.
c) Shtoni pluhurin për pjekje. Le menjane.
d) Kombinoni farat e karomës, qepët, specat dhe domatet në një tas.
e) Ngroheni një tigan me disa pika vaj.
f) Vendosni ¼ filxhan brumë në qendër të tiganit.
g) Ndërsa petulla është ende e lagur, shtoni majën tuaj.
h) Hidhni disa pika vaj mbi skajet.
i) Kthejeni petullën dhe gatuajeni për 2 minuta të tjera.
j) Shërbejeni të nxehtë.

15. Smoothie shëruese me kajsi dhe borzilok

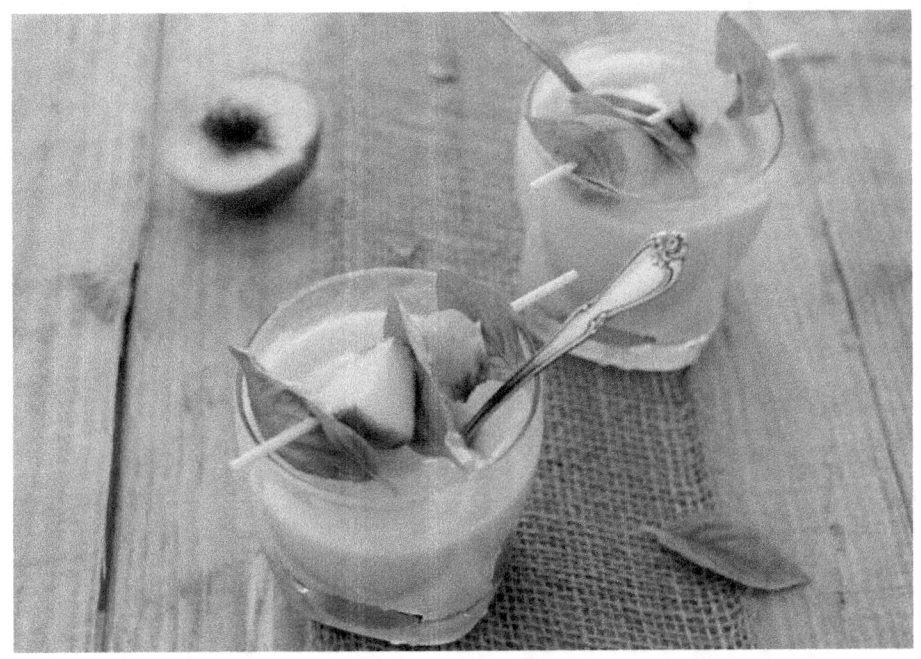

Bën: 1 smoothie

PËRBËRËSIT
- 4 kajsi të freskëta
- disa gjethe borziloku të freskët
- ½ filxhan qershi
- 1 gotë ujë

UDHËZIME
a) Përziejini të gjithë përbërësit në një blender.
b) Kënaquni.

16. Pancakes Jaggery

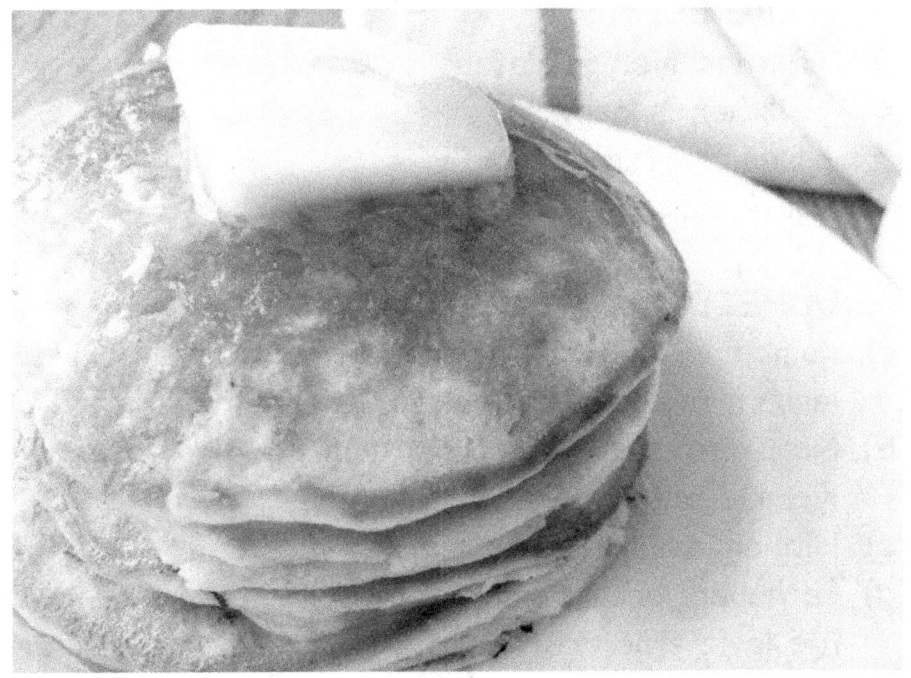

Bën: 8 petulla

PËRBËRËSIT:
- 1 filxhan miell pa gluten
- ½ filxhan jaggery
- ½ lugë çaji fara kopër
- 1 gotë ujë

UDHËZIME:
a) Kombinoni të gjithë përbërësit në një tas të madh dhe lërini mënjanë për të paktën 15 minuta.
b) Në nxehtësi mesatare, ngrohni një tigan ose tigan të lyer me pak vaj.
c) Hidheni ose grijeni brumin në tigan.
d) Përhapeni brumin pak me pjesën e pasme të kovës në një lëvizje në drejtim të akrepave të orës nga qendra pa e holluar shumë.
e) Skuqeni nga të dyja anët dhe shërbejeni menjëherë.

17. Qull arre

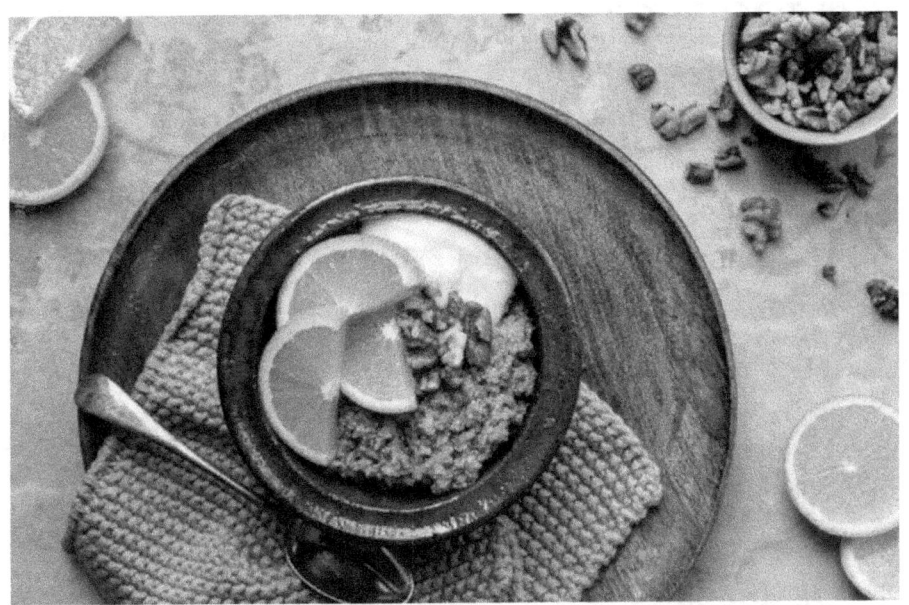

Bën: 5

PËRBËRËSIT:
- ½ filxhan pekan
- ½ filxhan bajame
- ¼ filxhan fara luledielli
- ¼ filxhan fara chia
- ¼ filxhan thekon kokosi pa sheqer
- 4 gota pa sheqer qumësht bajamesh
- ½ lugë çaji kanellë pluhur
- ¼ lugë çaji xhenxhefil pluhur
- 1 lugë çaji stevia pluhur
- 1 lugë gjelle gjalpë bajame

UDHËZIME:
a) Përziejini pekanët, bajamet dhe farat e lulediellit në një përpunues ushqimi.
b) Në një tigan, shtoni përzierjen e arrave, farat chia, thekonet e kokosit, qumështin e bajameve, erëzat dhe stevian dhe lëreni të ziejë lehtë ; ziejnë për 20 minuta.
c) Shërbejeni me një lugë gjalpë bajame.

18. Quinoa kanelle me pjeshke

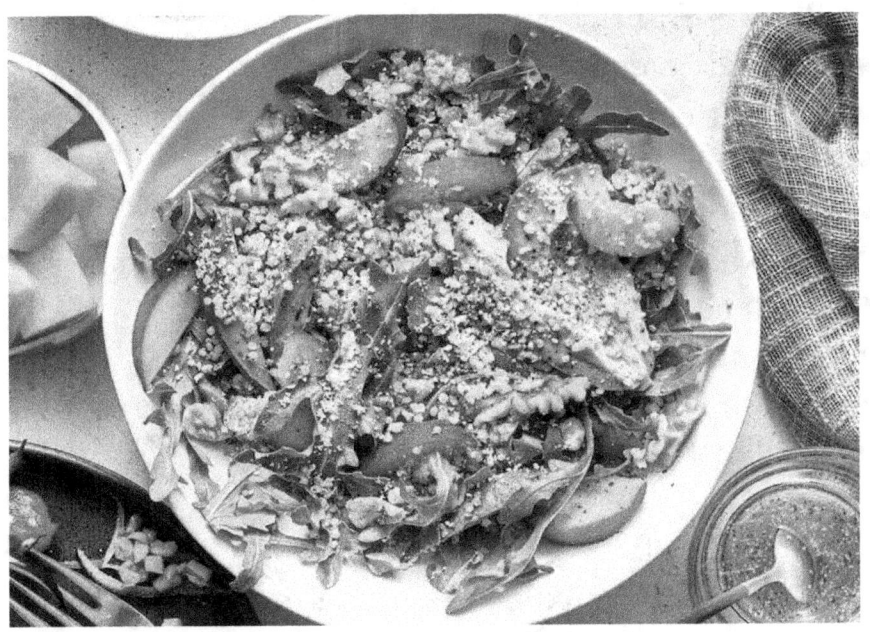

Bën: 6

PËRBËRËSIT:
- Spërkatje gatimi
- 2 ½ gota ujë
- ½ lugë çaji kanellë të bluar
- 1½ filxhan gjysmë e gjysmë pa yndyrë
- 1 filxhan quinoa të pazier, të shpëlarë, të kulluar
- ¼ filxhan sheqer
- 1½ lugë çaji ekstrakt vanilje
- 2 gota feta pjeshke të ngrira, të pa sheqerosura
- ¼ filxhan pecans të copëtuar, të pjekur në të thatë

UDHËZIME:
a) Mbushni një tenxhere të ngadaltë me sprej gatimi.
b) Mbushni me ujë dhe ziejini kuinoan dhe kanellën për 2 orë në temperaturë të ulët.
c) Në një tas të veçantë, përzieni esencën gjysmë e gjysmë, sheqerin dhe vaniljen.
d) Hidheni kuinoan në tasa.
e) Shtoni sipër pjeshkët e më pas përzierjen gjysmë e gjysmë dhe pjeshkët.

19. Qull quinoa

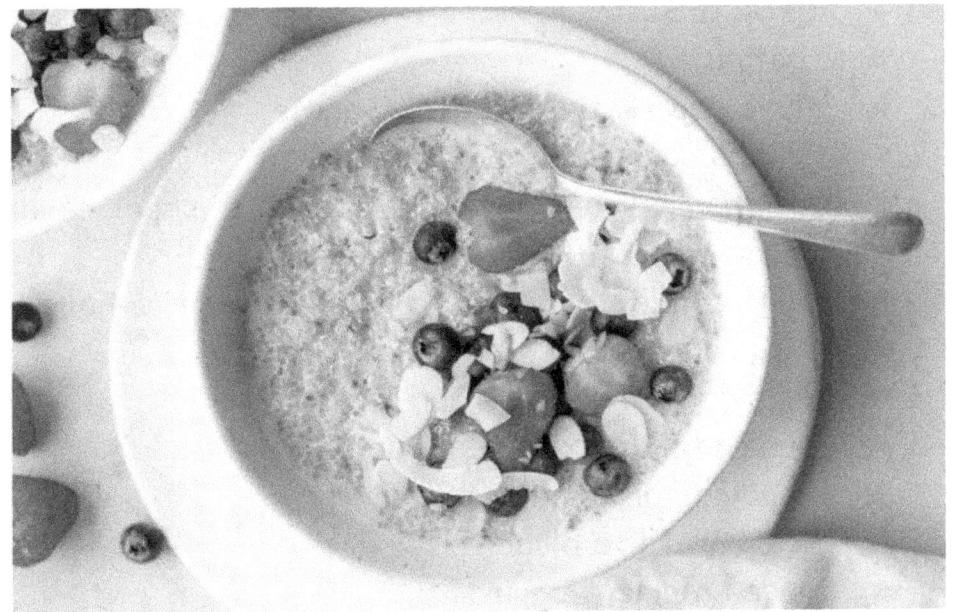

Bën: 1

PËRBËRËSIT:
- 2 gota ujë
- ½ lugë çaji ekstrakt organik vanilje
- ½ filxhan qumësht kokosi
- 1 filxhan quinoa e kuqe e pazier, e shpëlarë dhe e kulluar
- ¼ lugë çaji lëvore limoni të freskët, të grirë hollë
- 10-12 pika stevia e lëngshme
- 1 lugë çaji kanellë të bluar
- ½ lugë çaji xhenxhefil i bluar
- ½ lugë çaji arrëmyshk i bluar
- Majë karafil të bluar
- 2 lugë bajame, të grira

UDHËZIME:
a) Përzieni quinoan, ujin dhe ekstraktin e vaniljes në një tigan dhe lëreni të ziejë.
b) Uleni në zjarr të ulët dhe ziejini për rreth 15 minuta.
c) Shtoni qumështin e kokosit, lëkurën e limonit, stevian dhe erëzat në tigan me quinoa dhe përzieni.
d) Hiqeni quinoan nga zjarri dhe skuqeni menjëherë me një pirun.
e) Ndani përzierjen e quinoas në mënyrë të barabartë midis tasave për servirje.
f) Shërbejeni me një garniturë me bajame të grira.

20. Çaj shërues

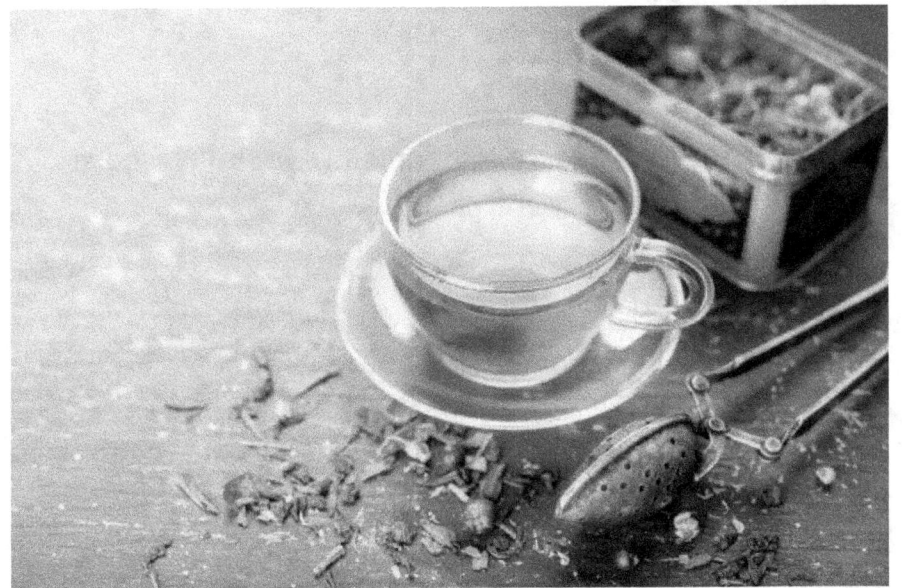

Bën: 2 porcione

PËRBËRËSIT:
- 10 ons ujë
- 3 karafil të tërë
- 4 bishtaja të plota të kardamomit jeshil, të çara
- 4 kokrra piper te zi te plote
- $\frac{1}{2}$ shkop kanellë
- $\frac{1}{4}$ lugë çaji çaj të zi
- $\frac{1}{2}$ filxhan qumësht soje
- 2 feta rrënjë xhenxhefili të freskët

UDHËZIME:
a) Lëreni ujin të vlojë dhe më pas shtoni erëzat.
b) Mbulojeni dhe ziejini për 20 minuta përpara se të shtoni çajin e zi.
c) Pas disa minutash, shtoni qumështin e sojës dhe e ktheni të ziejë.
d) Kullojeni dhe ëmbëlsoni me mjaltë.

21. Ujë Angjinarja

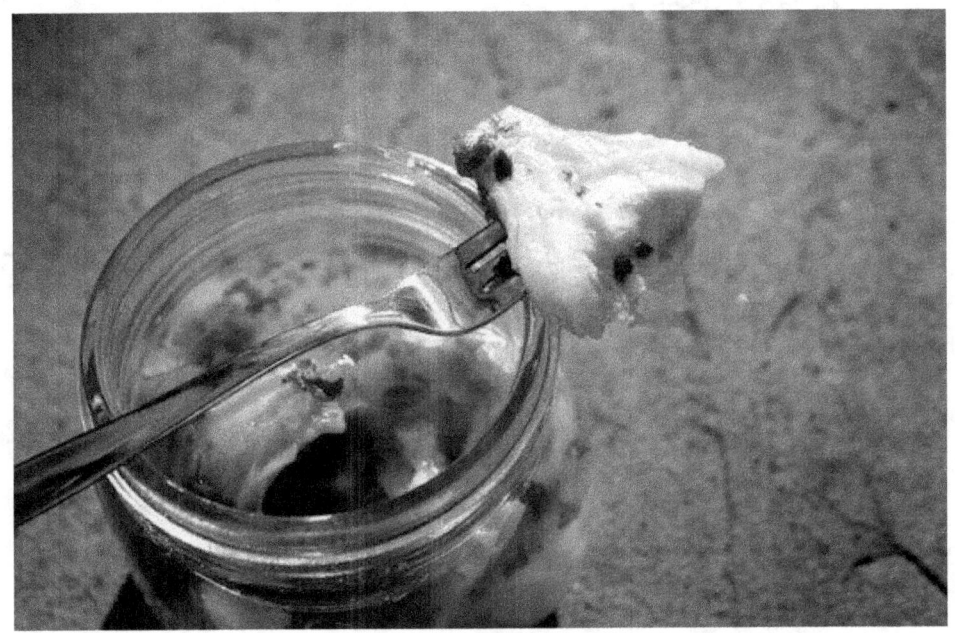

Bën: 2 porcione

PËRBËRËSIT:
- 2 angjinare, kërcell të prerë dhe të prerë

UDHËZIME:
a) Sillni një tenxhere të madhe me ujë të ziejë.
b) Shtoni angjinaret dhe lërini të ziejnë për 30 minuta.
c) Hiqni angjinaret dhe lërini mënjanë për më vonë.
d) Lëreni ujin të ftohet përpara se të pini një filxhan të tij.

22. Qumësht Bajame e Artë dhe Shafran i Indisë

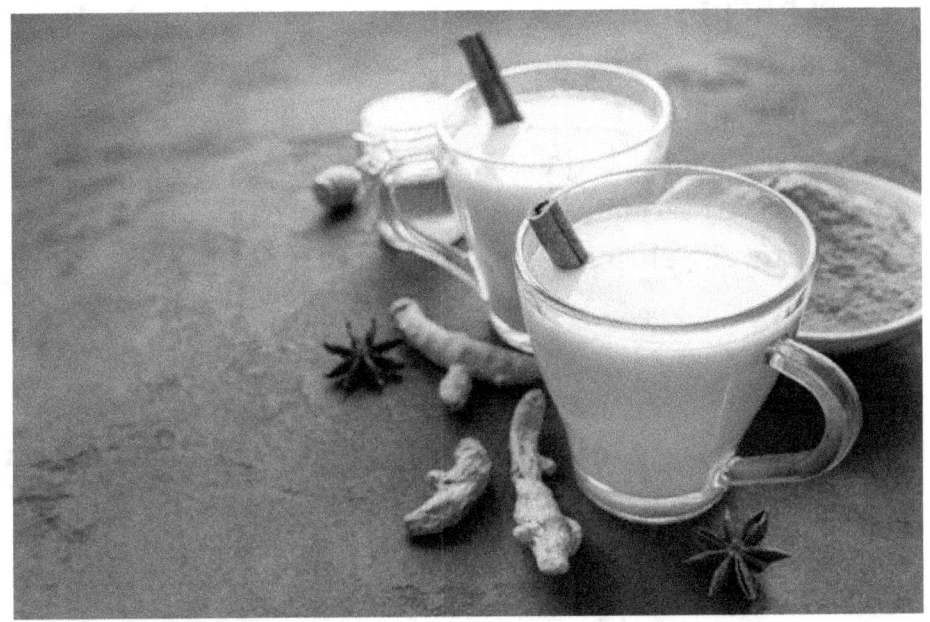

Bën: 2 porcione

PËRBËRËSIT:
- $\frac{1}{8}$ lugë çaji shafran i Indisë
- $\frac{1}{4}$ filxhan ujë
- 8 ons qumësht bajame
- 2 lugë vaj bajamesh të papërpunuara
- Mjaltë për shije

UDHËZIME:
a) Ziejeni shafranin e Indisë në ujë për 8 minuta.
b) Qumështin e bajames dhe vajin e bajameve i vini të ziejnë.
c) E heqim nga zjarri sapo të fillojë të vlojë.
d) Përziejini të dy përzierjet.
e) Ëmbëlsojeni me mjaltë.

MEZHET DHE SNACKS

23. Kafshimet e bamjes dhe kastravecit

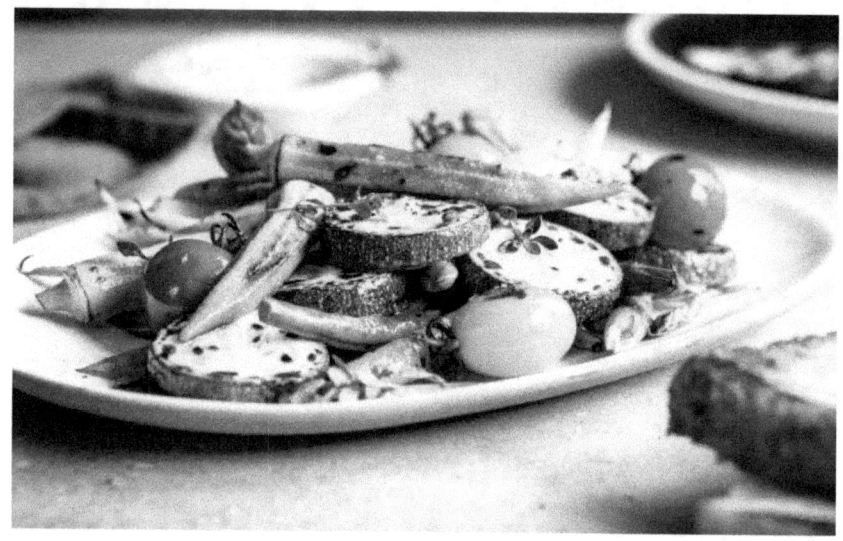

Bën: 4

PËRBËRËSIT:
- 1½ paund, bamje, të shpëlarë, me kërcell dhe të prerë në feta për së gjati
- 1 kastravec i prerë në feta
- 1 lugë çaji djegës i kuq pluhur
- ½ lugë çaji përzierje erëzash të ngrohta
- 1 lugë çaji pluhur mango të thatë
- 3 ½ lugë miell qiqrash
- 2 gota vaj vegjetal
- 1 lugë çaji Chaat Spice Mix
- Kripë e tryezës, për shije

UDHËZIME:
a) Kombinoni pluhurin e kuq djegës, përzierjen e erëzave dhe pluhurin e thatë të mangos në një tas.
b) Me këtë përzierje spërkatni bamjet.
c) Sipër bamjeve lyeni miellin e qiqrave.
d) Hidheni tërësisht për të veshur çdo pjesë lehtë dhe në mënyrë të barabartë.
e) Ngrohni vajin vegjetal në një tigan të thellë në 370° derisa të piqet duhan.
f) Shtoni bamjet në tufa dhe skuqini për 4 minuta, ose derisa të skuqen mirë.
g) Hiqeni me një lugë të prerë dhe kullojeni në një peshqir letre
h) Spërkatni bamjet dhe kastravecin me përzierjen e erëzave.

i) Përziejini të gjitha së bashku dhe rregulloni me kripë.

24. Patate të ëmbla me tamarind

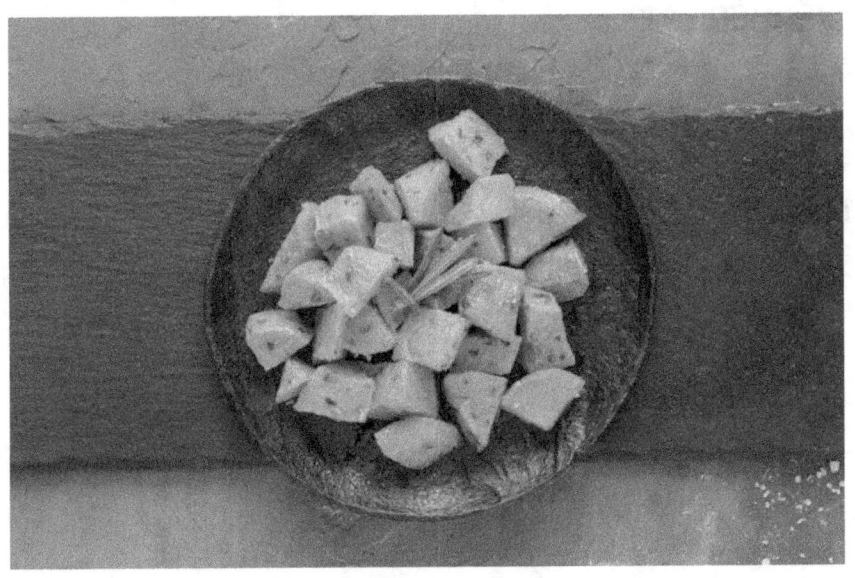

Bën: 4

PËRBËRËSIT:
- 1 lugë gjelle lëng limoni të freskët
- 4 patate të ëmbla, të qëruara dhe të prera në kubikë
- ¼ lugë çaji kripë e zezë
- 1½ lugë gjelle Tamarind Chutney
- ½ lugë çaji fara qimnoni, të pjekura dhe të grira përafërsisht

UDHËZIME:
a) Gatuani patatet e ëmbla për 7 minuta në ujë të kripur, derisa të zbuten.
b) Kullojeni dhe lëreni mënjanë të ftohet.
c) Kombinoni të gjithë përbërësit në një tas dhe përzieni butësisht.
d) Shërbejeni në tasa me kruese dhëmbësh të futura në patatet e ëmbla të prera në kubikë.

25. Bare bajamesh

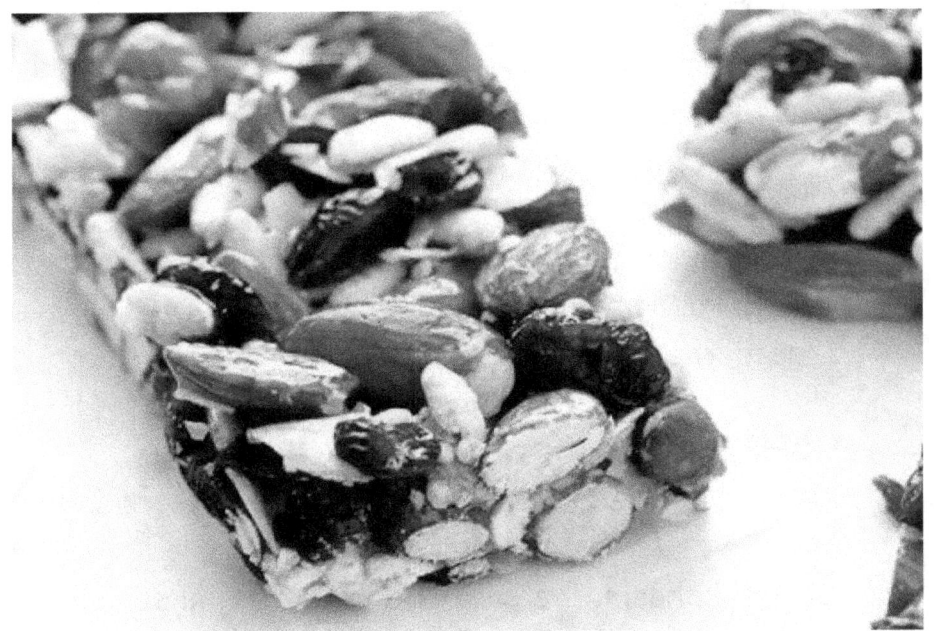

Bën: 4 bare

PËRBËRËSIT:
- 1 ½ filxhan bajame
- 3 data
- 5 kajsi, të njomura
- 1 lugë çaji kanellë
- ½ filxhan kokos të grirë
- 1 majë kardamom
- 1 majë xhenxhefil

UDHËZIME:

a) Në një procesor ushqimi, grini bajamet në miell të imët.

b) Shtoni kokosin dhe erëzat dhe përziejini sërish.

c) Përziejini hurmat dhe kajsitë derisa të kombinohen mirë.

d) Pritini në shufra drejtkëndëshe.

26. Dardha të mbushura me fik

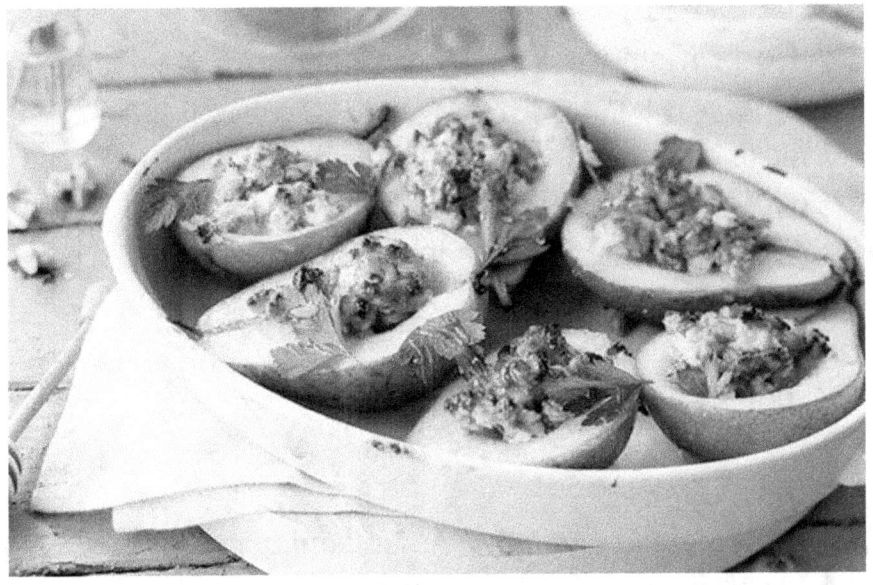

Bën: 2 racione

PËRBËRËSIT:
- 5 fiq të njomur
- ½ lugë çaji kanellë
- 1 majë arrëmyshk
- ½ filxhan ujë të njomur nga fiqtë
- 1 copë xhenxhefil të freskët, të grirë
- 1 dardhe
- ¼ filxhan arra
- 2 lugë çaji lëng limoni

UDHËZIME:
a) Në një përpunues ushqimi, pulsoni arrat.
b) Shtoni fiqtë dhe përziejini sërish.
c) Përziejini përbërësit e mbetur derisa të kombinohen mirë.
d) Pritini dardhën dhe shpërndani masën sipër.

27. Topa me erëza

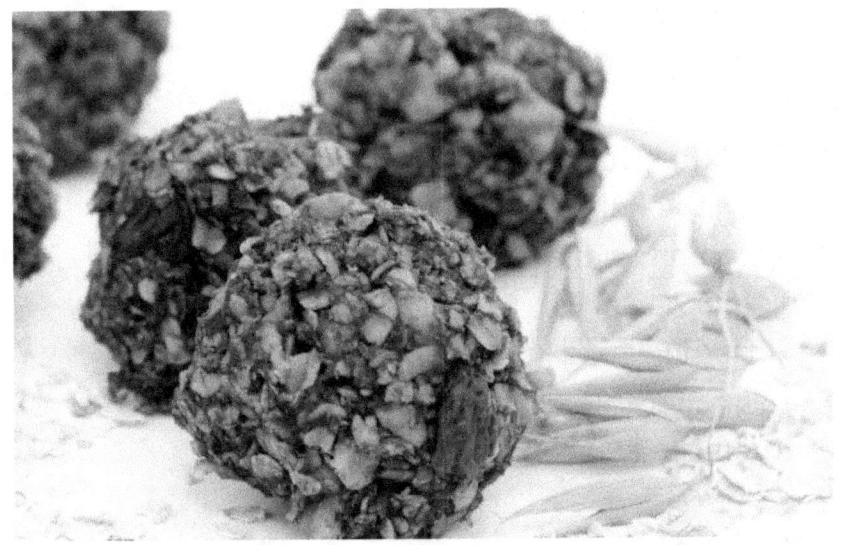

Bën: 10-15 topa

PËRBËRËSIT:
- 2 lugë çaji karafil të bluar
- 1½ filxhan fara luledielli
- ¼ filxhan vaj kokosi, i shkrirë
- 2 lugë kanellë
- 1 filxhan i pakët bajame
- 1¾ filxhan rrush të thatë, të njomur
- ½ filxhan fara kungulli
- 2 lugë çaji xhenxhefil të bluar
- një majë kripë

UDHËZIME:
a) Në një përpunues ushqimi, pulsoni bajamet, farat e lulediellit dhe farat e kungullit.
b) Përpunoni përsëri pasi të keni shtuar erëzat dhe kripën.
c) Përzieni kokosin e shkrirë të ngrohtë dhe rrushin e thatë derisa të kombinohen mirë.
d) Shtrydheni në topa dhe ftohuni.

28. Rostiçeri me selino

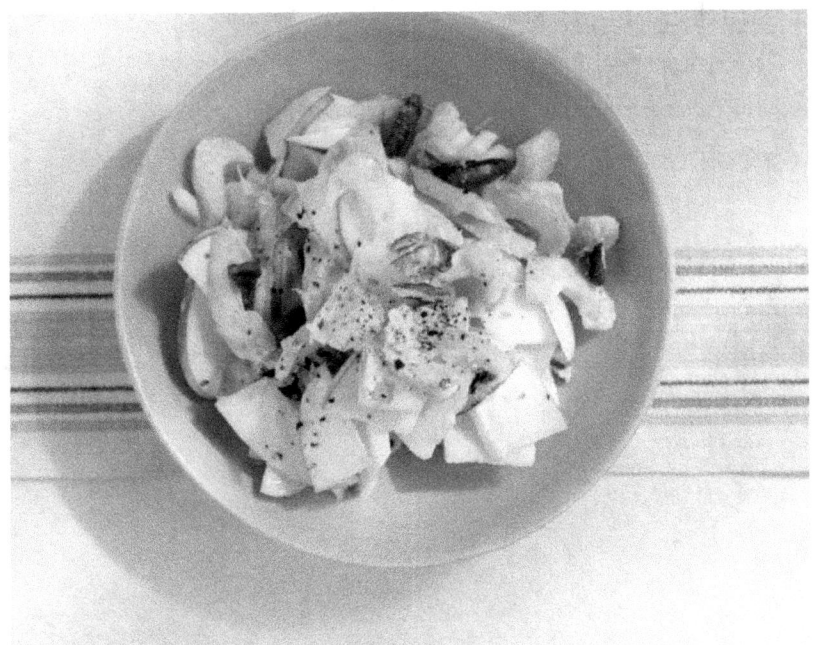

Bën: 1 porcion

PËRBËRËSIT:
- ¼ filxhan arra, të njomura dhe të prera
- 1 mollë, e prerë në copa sa një kafshatë
- 1 kërcell selino, i prerë në copa sa një kafshatë

UDHËZIME:
a) Përziejini të gjithë përbërësit.

29. Topa spirulina

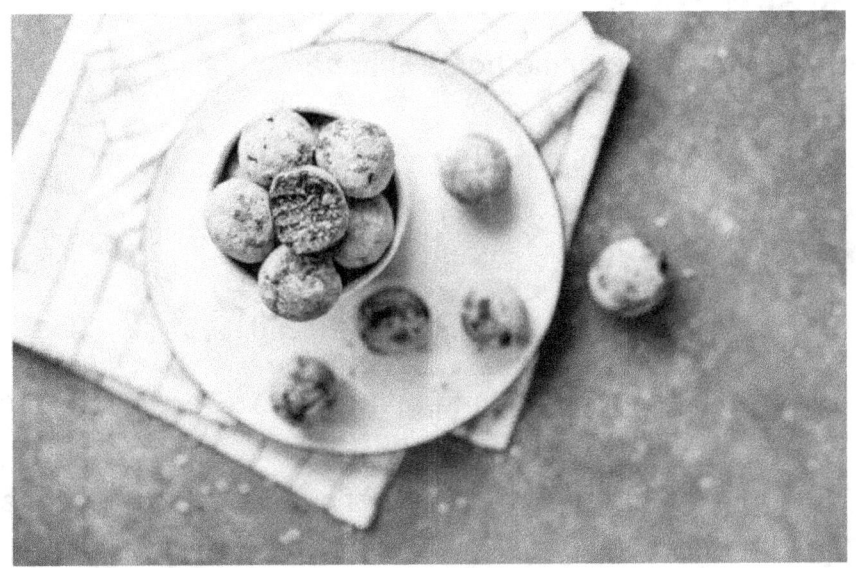

Bën: 10-15 topa

PËRBËRËSIT:
- lëkurë limoni të grirë nga 2 limonë
- 3 gota lajthi
- 1 lugë gjelle pluhur spirulina
- 1½ filxhan rrush të thatë, të njomur
- 2 lugë vaj kokosi

UDHËZIME:
a) Në një procesor ushqimi, grini lajthitë derisa të bluhen imët.
b) Shtoni rrushin e thatë dhe përpunoni edhe një herë.
c) Shtoni vajin e kokosit, lëkurën e limonit dhe pluhurin e spirulinës.
d) Rrokullisni në topa të madhësisë së një kafshimi.

30. Rosticeri P , P dhe P

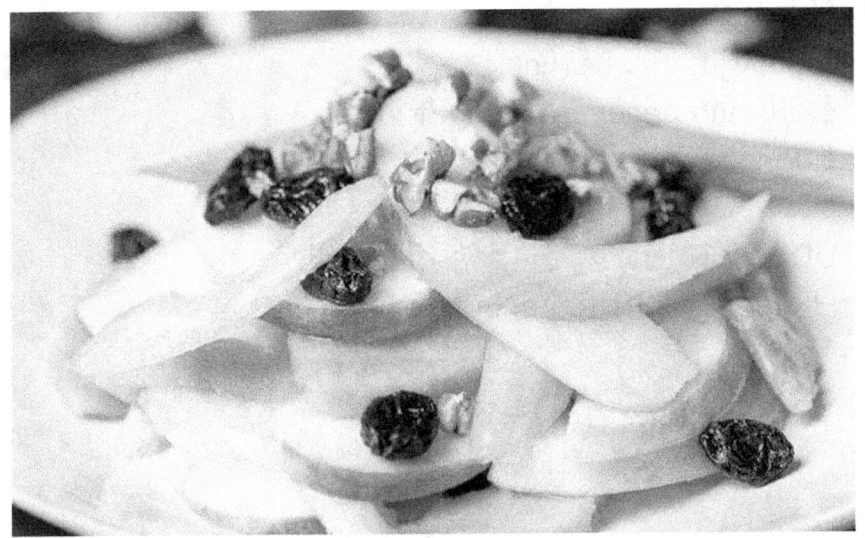

Bën: 1 porcion

PËRBËRËSIT:
- ¼ papaja, e copëtuar
- ¼ filxhan pecans, të copëtuara
- 1 dardhë, e prerë

UDHËZIME:
a) Hidhini të gjithë përbërësit në një tas.

31. Crakera me qepë

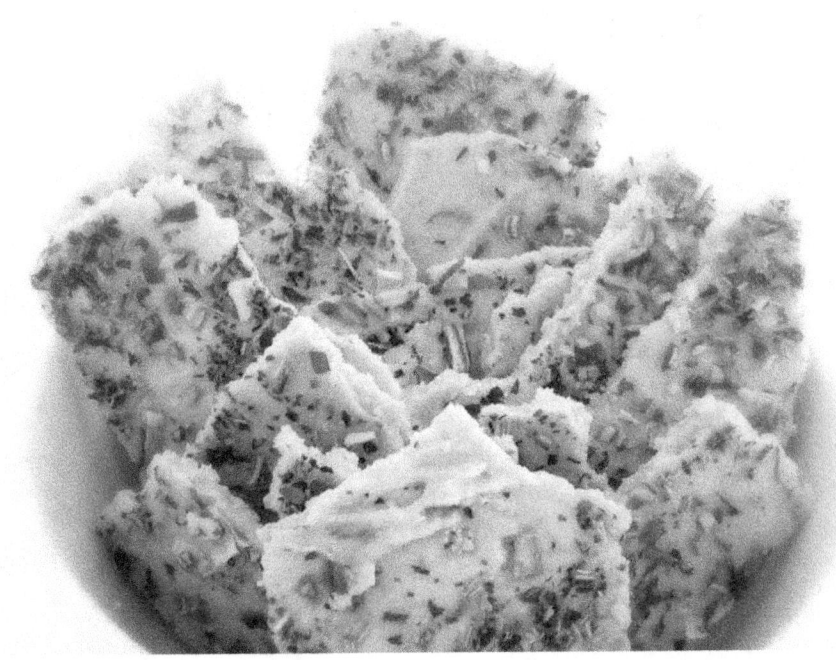

Bën: 3 porcione

PËRBËRËSIT:
- 1½ filxhan fara kungulli
- 1 qepë e kuqe, e prerë në kubikë të vegjël
- ½ filxhan farë liri, zhytur në 1 filxhan ujë për 4 orë

UDHËZIME:
a) Në një përpunues ushqimi, pulsoni farat e kungullit derisa të copëtohen imët.
b) Përzieni lirin dhe qepën e kuqe.
c) Përhapeni në një shtresë të hollë dhe të barabartë në letër pergamene.
d) Dehidratoni për 10 orë, duke u kthyer pas 5 orësh.
e) Pritini në copa të madhësisë së krisur.

32. Sallatë me lulelakër të verdhë, piper

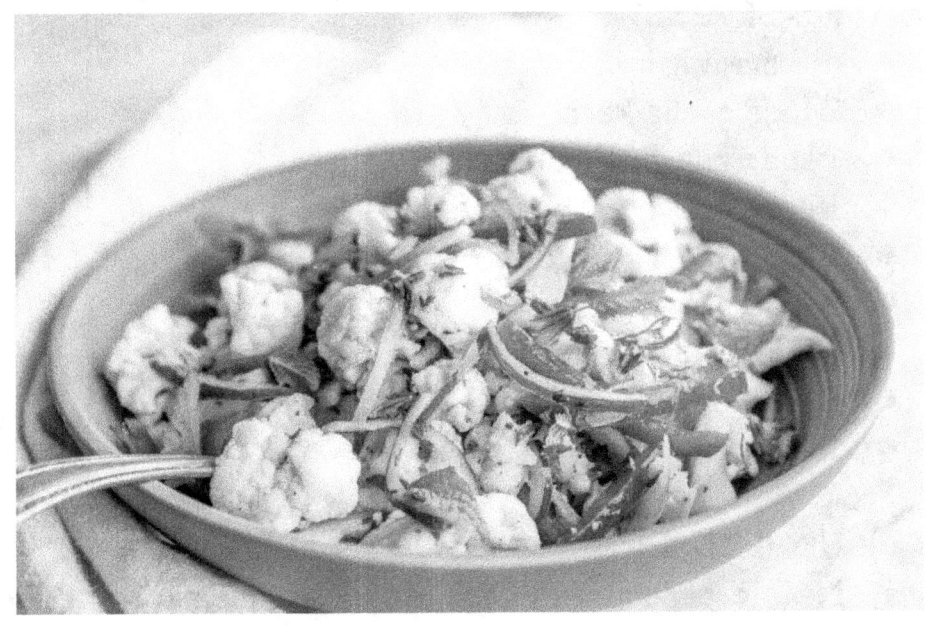

Bën: 2 racione

PËRBËRËSIT:
- një majë kripë
- 2 lugë gjelle kerri
- 1 spec zile të verdhë
- 1 kokë lulelakër, e prerë në lule
- 1 luge vaj ulliri
- 2 lugë çaji lëng limoni
- $1\frac{1}{4}$ ons fidaneve bizele
- $\frac{3}{4}$ filxhan fara luledielli
- 1 avokado

UDHËZIME:
a) Në një përpunues ushqimi, pulsoni lulelakrën derisa të copëtohet imët.
b) Shtoni lëngun e limonit, kripën, vajin e ullirit dhe karrin dhe përpunoni derisa të kombinohen mirë.
c) Vendoseni në një tas.
d) Pritini specat në copa dhe bashkojini me lulelakrën, bizelet dhe bërthamat e lulediellit.
e) Shërbejeni me feta avokado.

33. Kokoshka me erëza

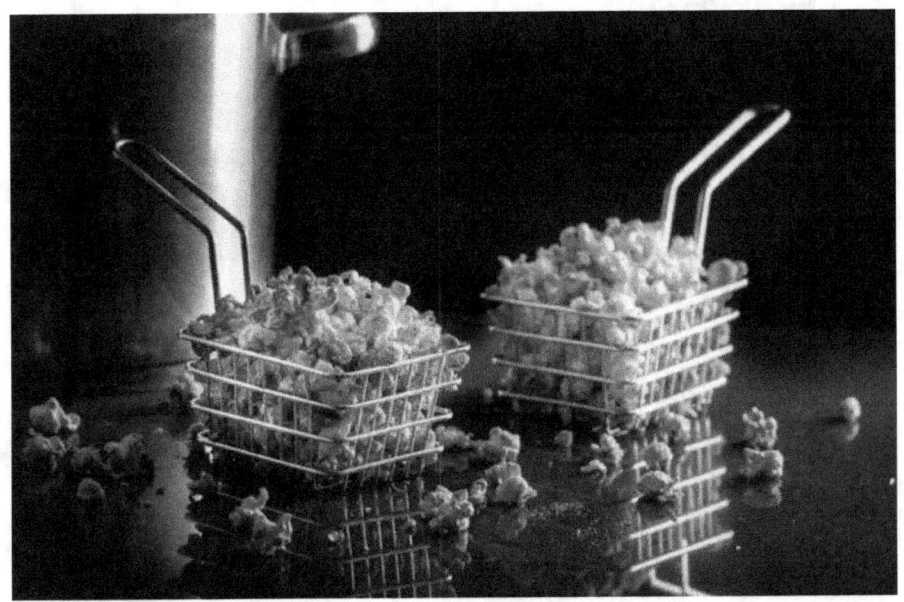

Bën: 10 porcione

PËRBËRËSIT:
- 1 luge vaj
- 1 lugë çaji garam masala
- ½ filxhan kokrra kokoshkash të paziera
- 1 lugë çaji kripë deti të trashë

UDHËZIME:
a) Ngrohni vajin në një tigan të thellë dhe të rëndë mbi nxehtësinë mesatare.
b) Përziejini kokrrat e kokoshkave.
c) Ziejini për 7 minuta me tigan të mbuluar.
d) Fikni zjarrin dhe lërini kokoshkat të qëndrojnë për 3 minuta me kapak.
e) Shtoni kripë dhe masala sipas shijes.

34. Masala Papad

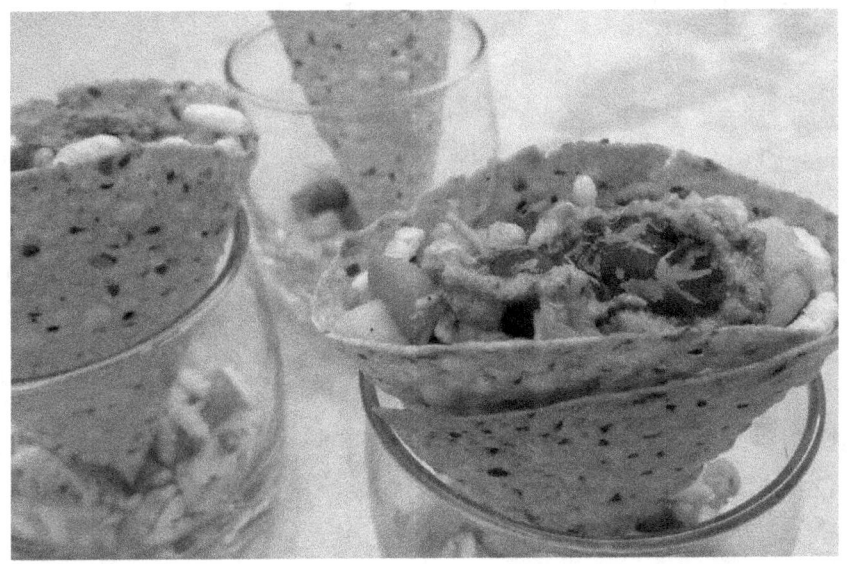

Bën: 6-10 meshë

PËRBËRËSIT:
- 1 qepë e kuqe, e qëruar dhe e grirë
- 2 domate të prera në kubikë
- 1 lugë çaji Chaat Masala
- 1 pako papad të blerë në dyqan
- 1 kil tajlandez jeshil, kërcelli i hequr, i prerë imët
- Pluhur djegës i kuq ose kajen, për shije
- 2 luge vaj

UDHËZIME:
a) Duke përdorur darë, ngrohni një nga një papë në sobë.
b) Vendosni papadsat në një tabaka.
c) Lyejeni lehtë çdo papad me vaj.
d) Kombinoni qepën, domatet dhe djegësin në një tas.
e) Vendosni 2 lugë gjelle nga përzierja e qepëve mbi çdo papad.
f) Spërkateni çdo papad me chaat masala dhe pluhur të kuq chili.

35. Arra Masala të pjekura

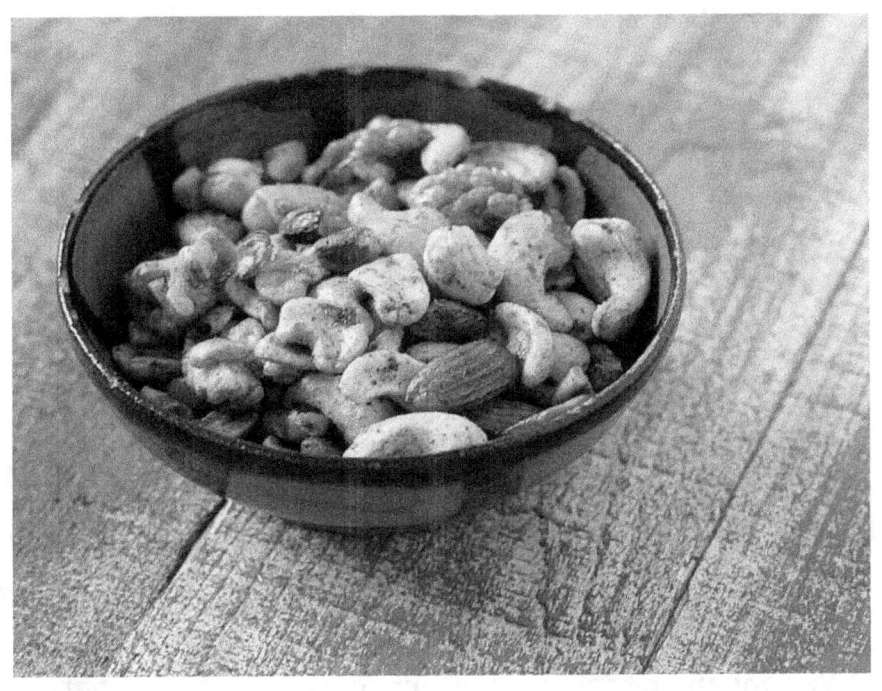

Bën: 4 porcione

PËRBËRËSIT:
- 2 gota bajame të papërpunuara
- 1 lugë gjelle garam masala
- 2 gota shqeme të papërpunuara
- 1 lugë çaji kripë deti të trashë
- $\frac{1}{4}$ filxhan rrush të thatë
- 1 luge vaj

UDHËZIME:
a) Ngroheni furrën në 425°F me një raft furre në pozicionin e sipërm.
b) Në një tas të madh përzierjeje, bashkoni të gjithë përbërësit përveç rrushit të thatë dhe hidhini derisa arrat të jenë të veshura në mënyrë të barabartë.
c) Vendoseni përzierjen e arrave në fletën e përgatitur të pjekjes në një shtresë të vetme.
d) Piqni për 10 minuta, duke e përzier butësisht deri në gjysmë.
e) Lëreni përzierjen të ftohet për të paktën 20 minuta pasi të keni shtuar rrushin e thatë.

36. Bajame të pjekura dhe shqeme me erëza Chai

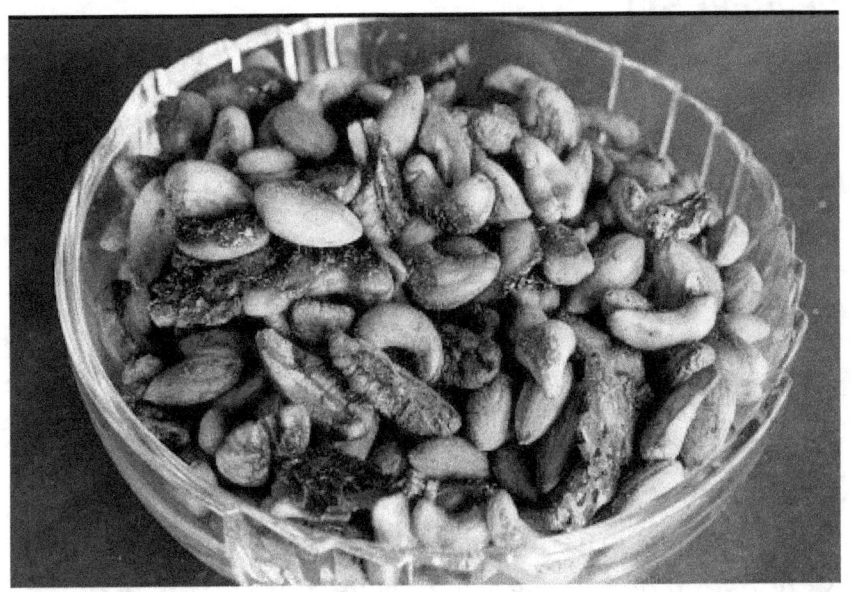

Bën: 4 porcione

PËRBËRËSIT:
- 2 gota bajame të papërpunuara
- ½ lugë çaji kripë deti të trashë
- 1 lugë gjelle Chai Masala
- 2 gota shqeme të papërpunuara
- 1 lugë gjelle sheqer i thartë ose kaf
- 1 luge vaj

UDHËZIME:
a) Ngroheni furrën në 425°F me një raft furre në pozicionin e sipërm.
b) Kombinoni të gjithë përbërësit në një tas përzierjeje.
c) Vendoseni përzierjen e arrave në fletën e përgatitur të pjekjes në një shtresë të vetme.
d) Piqni për 10 minuta, duke e trazuar në gjysmë të rrugës.
e) Lëreni mënjanë për 20 minuta që të ftohet.

37. Poppers me qiqra pikante

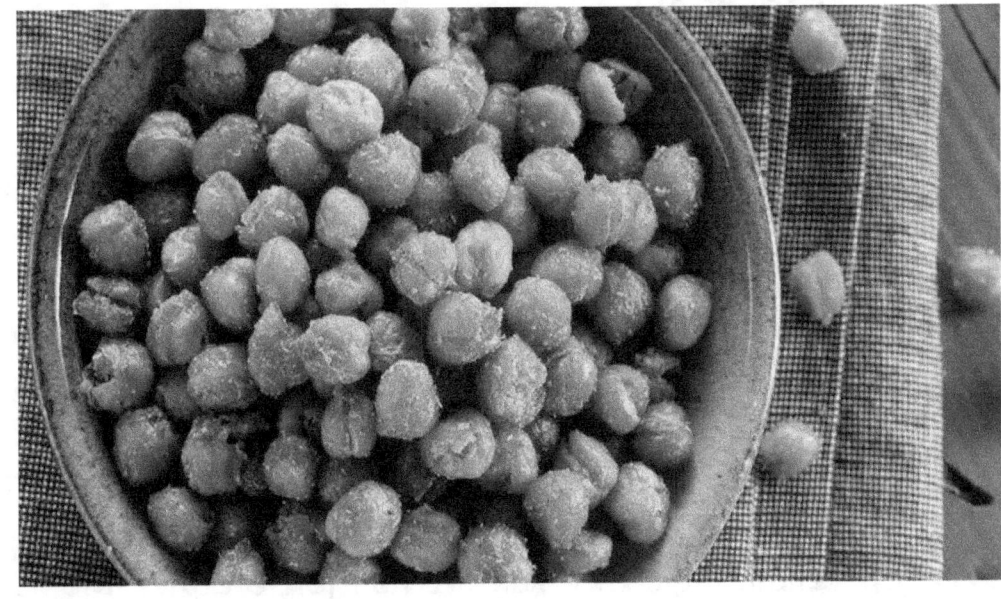

Bën: 4 porcione

PËRBËRËSIT:
- 2 luge vaj
- 1 lugë gjelle garam masala
- 2 lugë çaji kripë deti të trashë
- 4 filxhanë qiqra të ziera, të lara dhe të kulluara
- 1 lugë çaji djegës i kuq pluhur

UDHËZIME:
a) Ngroheni furrën në 425°F me një raft furre në pozicionin e sipërm.
b) Në një tas përzierës, përzieni butësisht të gjithë përbërësit.
c) Vendosni qiqrat e kalitura në një fletë pjekjeje në një shtresë të vetme.
d) Piqeni për 15 minuta.
e) Përziejini butësisht në mënyrë që qiqrat të gatuhen në mënyrë të barabartë dhe gatuajeni edhe për 10 minuta të tjera.
f) Lëreni mënjanë për 15 minuta që të ftohet.
g) Sezoni me pluhur të kuq kil, piper kajen ose paprika.

38. Sheshe perimesh të pjekura

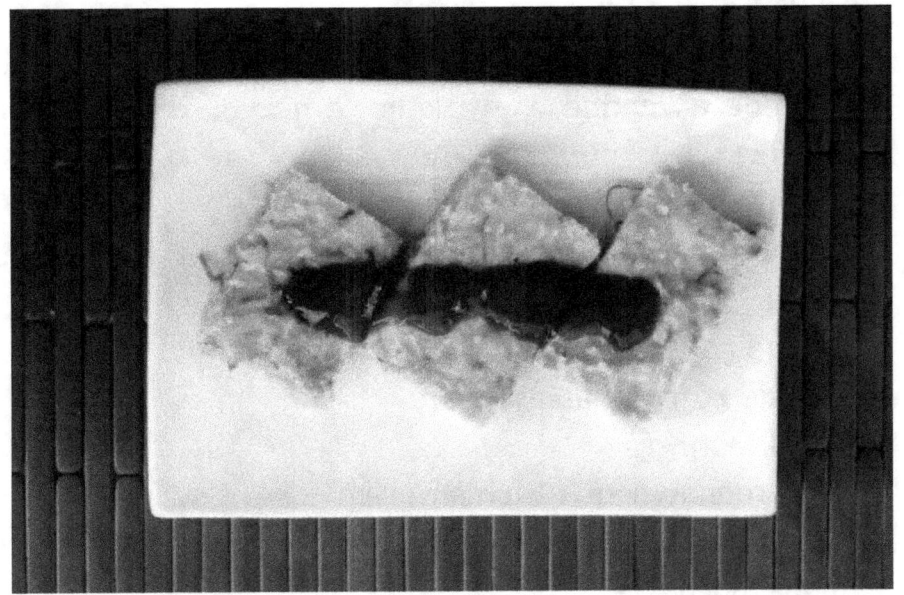

Bën: 25 katrorë

PËRBËRËSIT:
- 1 filxhan lulelakër të grirë
- ½ qepë e verdhë ose e kuqe, e qëruar dhe e prerë në kubikë
- 2 gota lakër të bardhë të grirë
- 1 copë rrënjë xhenxhefili, e qëruar dhe e grirë ose e grirë
- 1 lugë çaji pluhur chili i kuq ose kajen
- ¼ lugë çaji pluhur pjekjeje
- ¼ filxhan vaj
- 1 filxhan kungull i njomë i grirë
- 4 speca djegës tajlandez jeshil, serrano ose kajen, të copëtuara
- ¼ filxhan cilantro e freskët e grirë
- ½ patate, e qëruar dhe e grirë
- 3 gota gram miell
- ½ paketë 12 ons tofu mëndafshi
- 1 lugë gjelle kripë deti të trashë
- 1 lugë çaji pluhur shafran i Indisë

UDHËZIME:
a) Ngroheni furrën në 350 gradë Fahrenheit.
b) Ngrohni paraprakisht një tavë pjekjeje katrore.

c) Kombinoni lakrën, lulelakrën, kungull i njomë, patatet, qepën, rrënjën e xhenxhefilit, djegësin dhe cilantron në një tas për përzierje.

d) Përziejeni në gram miell ngadalë derisa të kombinohet mirë.
e) Përzieni tofu në një procesor ushqimi derisa të jetë homogjen.
f) Në përzierjen e perimeve, shtoni tofu të përzier, kripën, shafranin e Indisë, pluhurin e kuq djegës, pluhurin për pjekje dhe vajin. Përziejini.
g) Hedhim masën në tavën e pjekjes që është përgatitur.
h) Piqeni për 50 minuta.
i) Lëreni të ftohet për 10 minuta përpara se ta prisni në katrorë.
j) Shërbejeni me chutney-n tuaj të preferuar.

39. Patate pikante me patate të ëmbla

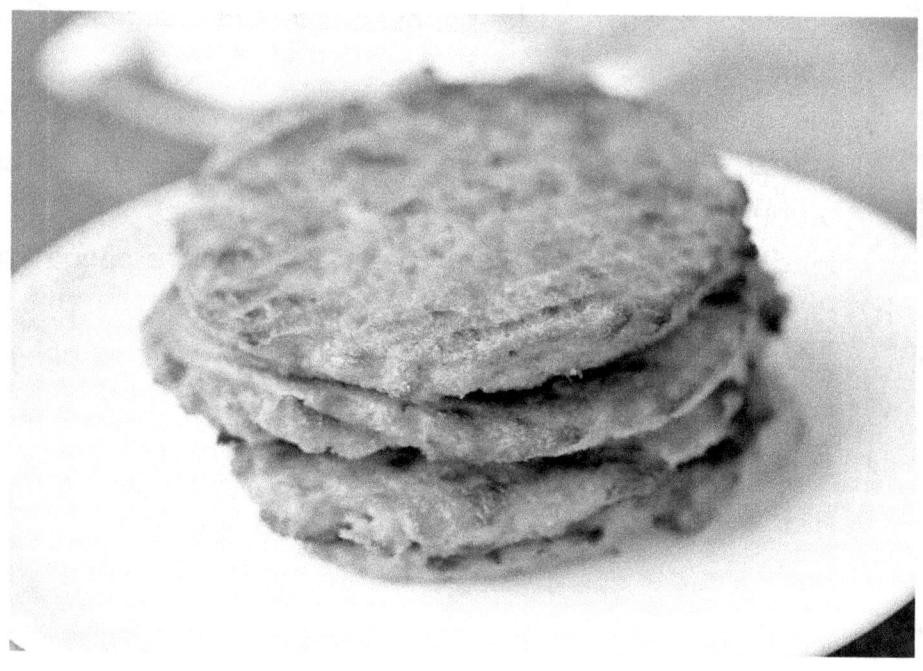

Bën: 10 peta

PËRBËRËSIT:
- ½ filxhan gram miell
- 1 patate e ëmbël, e qëruar dhe e prerë në kubikë
- ½ qepë e verdhë ose e kuqe, e qëruar dhe e prerë hollë
- 1 lugë gjelle lëng limoni
- Majdanoz i freskët i grirë ose cilantro, për zbukurim
- 1 lugë çaji pluhur shafran i Indisë
- 1 lugë çaji koriandër të bluar
- 1 lugë çaji garam masala
- 3 lugë vaj, të ndara
- 1 copë rrënjë xhenxhefili, e qëruar dhe e grirë ose e grirë
- 1 lugë çaji fara qimnoni
- 1 lugë çaji pluhur chili i kuq ose kajen
- 1 filxhan bizele, të freskëta ose të ngrira
- 1 chili jeshil Thai, serrano ose cayenne, i copëtuar
- 1 lugë çaji kripë deti të trashë

UDHËZIME:
a) Ziejini patatet në avull për 7 minuta, ose derisa të zbuten.
b) Thyejeni butësisht me një makinë pure patatesh.
c) Ngrohni 2 lugë gjelle vaj në një tigan të cekët mbi nxehtësinë mesatare.
d) Shtoni qimnonin dhe gatuajeni për 30 sekonda, ose derisa të ziejë.

e) Shtoni qepën, rrënjën e xhenxhefilit, shafranin e Indisë, korianderin, garam masala dhe pluhurin e kuq të chilit.
f) Gatuani edhe për 3 minuta të tjera, ose derisa të zbuten.
g) Lëreni përzierjen të ftohet.
h) Pasi masa të jetë ftohur, shtojeni tek patatet, së bashku me bizelet, djegësin jeshil, kripën, gram miellin dhe lëngun e limonit.
i) Përziejini tërësisht me duart tuaja.
j) Formoni masën në peta dhe vendosini në një tepsi.
k) Ngrohni 1 lugë gjelle vaj të mbetur në një tigan të rëndë mbi nxehtësinë mesatare.
l) Gatuani petat në tufa për 3 minuta nga çdo anë.
m) Shërbejeni, të zbukuruar me majdanoz të freskët ose cilantro.

LËNDA KRYESORE: PERIMET

40. Tofu me erëza dhe domate

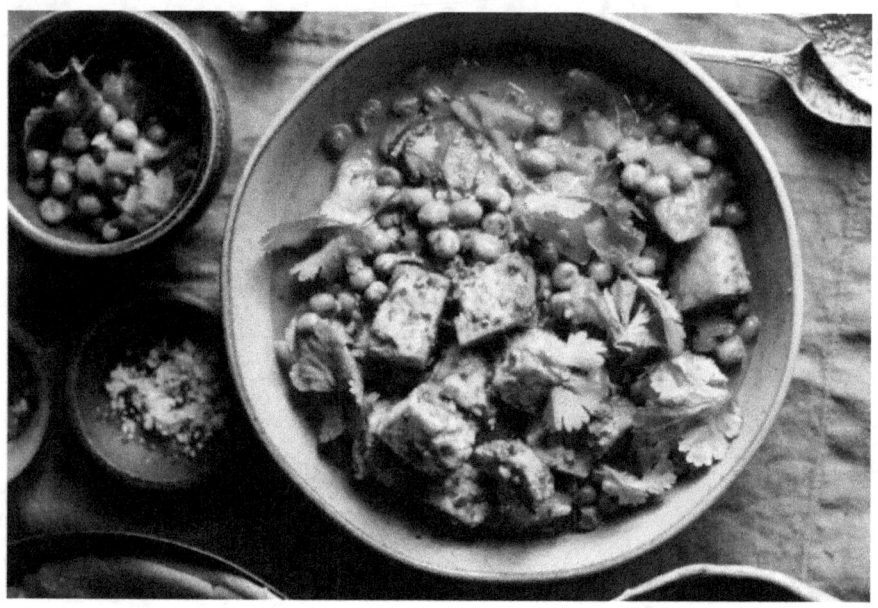

Bën: 4 porcione

PËRBËRËSIT:
- 2 luge vaj
- 1 lugë gjelle fara qimnoni
- 1 lugë çaji pluhur shafran i Indisë
- 1 qepë e kuqe ose e verdhë, e qëruar dhe e grirë
- 1 copë rrënjë xhenxhefili, e qëruar dhe e grirë ose e grirë
- 6 thelpinj hudhër të qëruara dhe të grira ose të grira
- 2 domate të qëruara dhe të prera
- 4 speca djegës tajlandez jeshil, serrano ose kajen, të copëtuara
- 1 lugë gjelle pastë domate
- Dy pako 14 ons tofu organik ekstra të fortë, të pjekur dhe të prerë në kubikë
- 1 lugë gjelle garam masala
- 1 lugë gjelle gjethe fenugreku të thata, të grimcuara lehtë me dorë për të lëshuar shijen e tyre
- 1 gotë ujë
- 2 lugë çaji kripë deti të trashë
- 1 lugë çaji pluhur chili i kuq ose kajen
- 2 speca jeshile, të prera dhe të prera në kubikë

UDHËZIME:
a) Ngrohni vajin në një tigan të rëndë mbi nxehtësinë mesatare.
b) Shtoni kuminin dhe shafranin e Indisë.
c) Gatuani për 30 sekonda, ose derisa farat të ziejnë.

d) Shtoni qepën, rrënjën e xhenxhefilit dhe hudhrën.
e) Gatuani, duke e përzier herë pas here, për 2 deri në 3 minuta, ose derisa të skuqet lehtë.
f) Shtoni domatet, specin djegës, pastën e domates, garam masala, fenugreek, ujin, kripën dhe pluhurin e djegës së kuqe.
g) Ziej, pa mbuluar, për 8 minuta.
h) Gatuani edhe 2 minuta të tjera pasi të keni shtuar specat zile.
i) Paloseni butësisht në tofu.
j) Gatuani për 2 minuta të tjera, ose derisa të nxehet plotësisht.

41. Hash patate gimnon

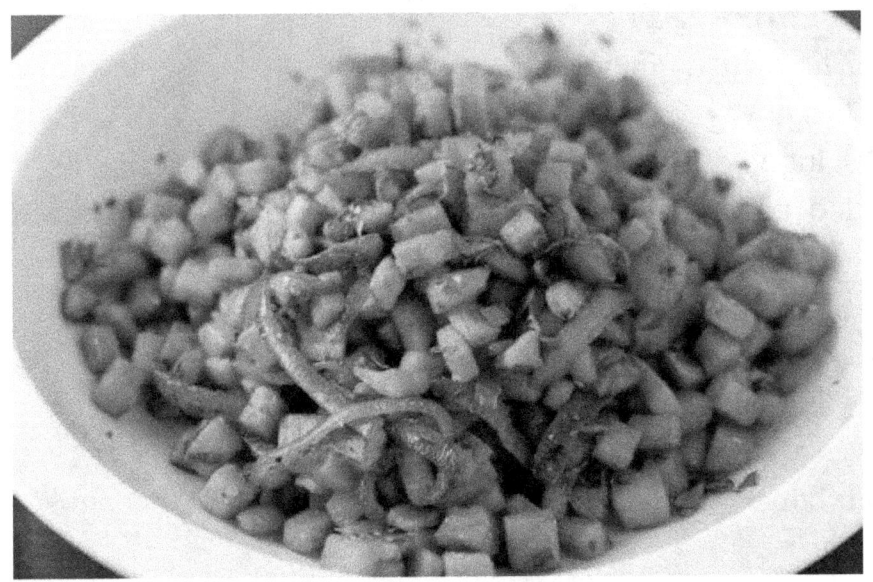

Bën: 4 porcione

PËRBËRËSIT:
- 1 lugë fara qimnon
- 1 luge vaj
- ½ lugë çaji pluhur mango
- 1 djegës tajlandez jeshil, serrano ose kajen, kërcell të hequr, të prerë hollë
- ¼ filxhan cilantro e freskët e grirë, e grirë
- 1 qepë e qëruar dhe e prerë në kubikë
- ½ lugë çaji asafoetida
- ½ lugë çaji pluhur shafran i Indisë
- 1 copë rrënjë xhenxhefil, e qëruar dhe e grirë ose e grirë
- Lëng nga ½ limoni
- 3 patate të ziera, të qëruara dhe të prera në kubikë
- 1 lugë çaji kripë deti të trashë

UDHËZIME:
a) Ngrohni vajin në një tigan të thellë dhe të rëndë mbi nxehtësinë mesatare.
b) Shtoni qimnonin, asafoetidën, shafranin e Indisë dhe pluhurin e mangos.
c) Gatuani për 30 sekonda, ose derisa farat të ziejnë.
d) Shtoni qepën dhe rrënjën e xhenxhefilit dhe ziejini për një minutë tjetër, duke e përzier vazhdimisht që të mos ngjiten.
e) Shtoni patatet dhe kripën.
f) Gatuani derisa patatet të jenë ngrohur plotësisht.

g) Zbukuroni me spec djegës, cilantro dhe lëng limoni sipër.

h) Shërbejeni me roti ose naan ose të mbështjellë në një besan poora ose dosa.

42. Hash i patates së farave të mustardës

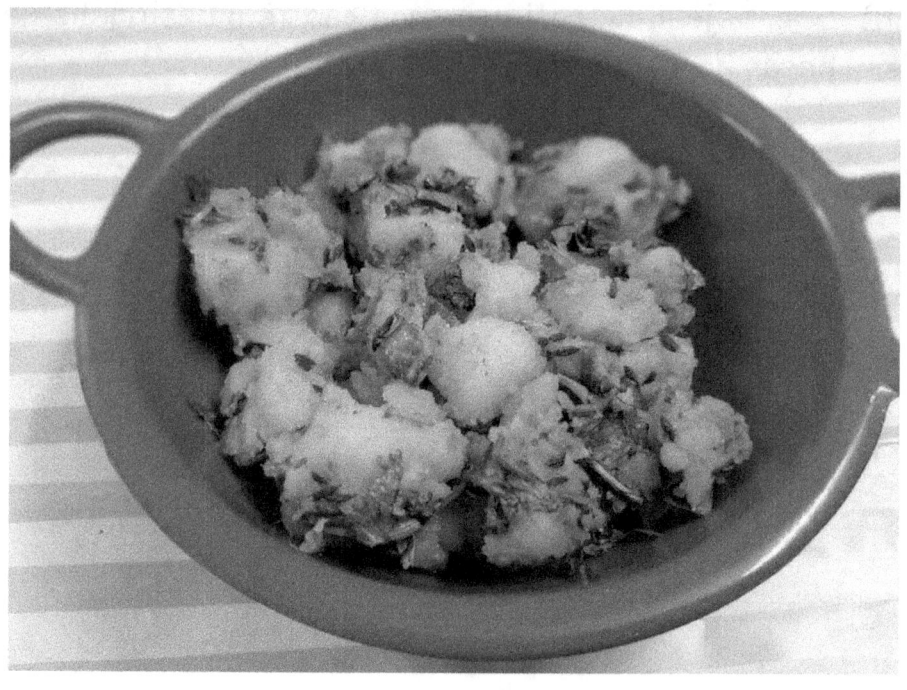

Bën: 4 porcione

PËRBËRËSIT:
- 1 luge vaj
- 1 qepë e verdhë ose e kuqe, e qëruar dhe e prerë në kubikë
- 3 patate të ziera, të qëruara dhe të prera në kubikë
- 1 lugë çaji pluhur shafran i Indisë
- 1 chiles jeshile Thai, serrano ose cayenne, bishtat e hequr, feta holle
- 1 lugë çaji fara mustardë të zezë
- 1 lugë gjelle e ndarë gram, e zhytur në ujë të vluar
- 10 gjethe kerri, të prera përafërsisht
- 1 lugë çaji kripë e bardhë e trashë

UDHËZIME:
a) Ngrohni vajin në një tigan të thellë dhe të rëndë mbi nxehtësinë mesatare.
b) Shtoni shafranin e Indisë, mustardën, gjethet e kerit dhe gramin e kulluar.
c) Gatuani për 30 sekonda, duke e përzier vazhdimisht që të mos ngjitet.
d) Përzieni qepën.
e) Gatuani për 2 minuta, ose derisa të skuqet pak.
f) Shtoni patatet, kripën dhe djegësin.
g) Gatuani edhe 2 minuta të tjera.
h) Shërbejeni me roti ose naan ose të mbështjellë në një besan poora ose dosa.

43. Shëruese P ea dhe Lakra e bardhë

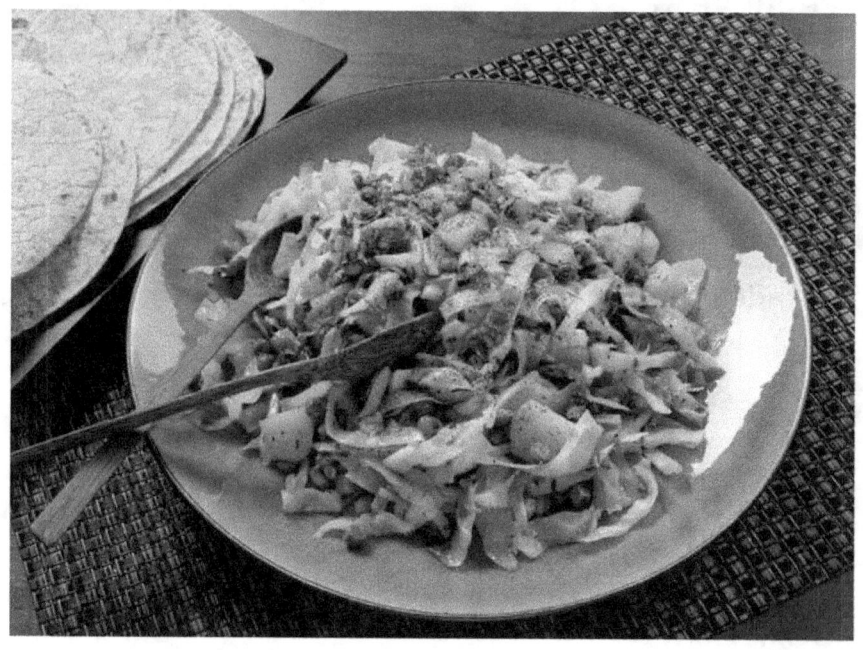

Bën: 7 gota

PËRBËRËSIT:
- 1 lugë fara qimnon
- 1 lugë çaji pluhur shafran i Indisë
- 1 filxhan bizele, të freskëta ose të ngrira
- 1 patate e qëruar dhe e prerë në kubikë
- 1 lugë çaji koriandër të bluar
- 1 lugë çaji qimnon i bluar
- ½ qepë e verdhë ose e kuqe, e qëruar dhe e prerë në kubikë
- 3 lugë vaj
- 1 copë rrënjë xhenxhefil, e qëruar dhe e grirë ose e grirë
- 6 thelpinj hudhër të qëruara dhe të grira
- 1-kokë lakër e bardhë, e grirë imët
- ½ lugë çaji pluhur kili i kuq ose kajen
- 1½ lugë çaji kripë deti
- 1 chile jeshile Thai, serrano ose cayenne, kërcelli i hequr, i copëtuar
- 1 lugë çaji piper i zi i bluar

UDHËZIME:
a) Kombinoni të gjithë përbërësit dhe ziejini për 4 orë.

44. Lakra me fara mustarde dhe kokos

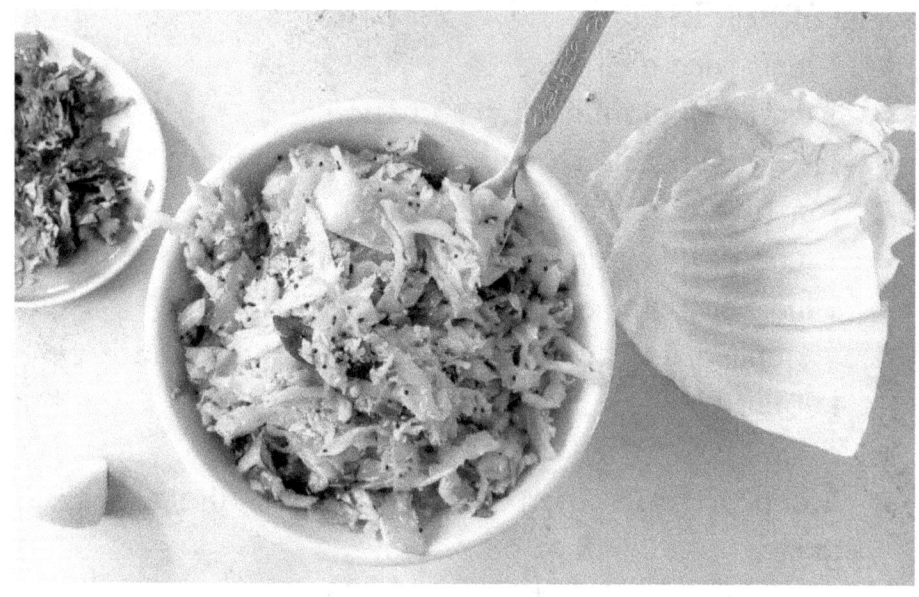

Bën: 6 racione

PËRBËRËSIT:
- 12 gjethe kerri, të prera trashë
- 1 lugë çaji kripë deti të trashë
- 2 lugë gjelle thjerrëza të zeza të plota, me lëkurë, të zhytura në ujë të vluar
- 2 lugë vaj kokosi
- 2 lugë arrë kokosi të grirë pa sheqer
- 1 kokë lakër e bardhë, e prerë
- ½ lugë çaji asafoetida
- 1 djegës tajlandez, serrano ose kajen, kërcelli i hequr, i prerë në feta për së gjati
- 1 lugë çaji fara mustardë të zezë

UDHËZIME:
a) Ngrohni vajin në një tigan të thellë dhe të rëndë mbi nxehtësinë mesatare.
b) Shtoni asafoetida, mustardën, thjerrëzat, gjethet e kerit dhe kokosin.
c) Ngroheni për 30 sekonda, ose derisa farat të dalin.
d) Shmangni djegien e gjetheve të kerit ose kokosit.
e) Për shkak se farat mund të bien, mbani një kapak afër.
f) Shtoni lakrën dhe kripën.
g) Gatuani për 2 minuta, duke e përzier shpesh, derisa lakra të thahet.
h) Përziejini në djegës.
i) Shërbejeni menjëherë, të ngrohtë ose të ftohtë, me roti ose naan.

45. Fasule me patate

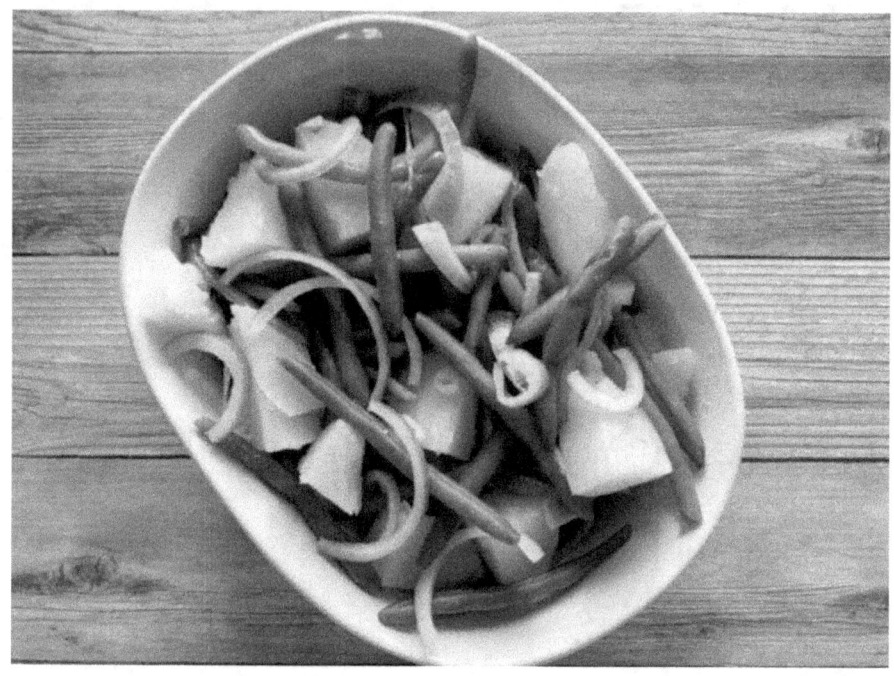

Bën: 5 porcione

PËRBËRËSIT:
- 1 lugë çaji fara qimnoni
- 1 patate e qëruar dhe e prerë në kubikë
- ¼ filxhan ujë
- ½ lugë çaji pluhur shafran i Indisë
- 1 qepë e kuqe ose e verdhë, e qëruar dhe e prerë në kubikë
- 1 copë rrënjë xhenxhefil, e qëruar dhe e grirë ose e grirë
- 3 thelpinj hudhër, të qëruara dhe të grira ose të grira
- 4 gota fasule të grira
- 1 luge vaj
- 1 djegës tajlandez, serrano ose kajen, i copëtuar
- 1 lugë çaji kripë deti të trashë
- 1 lugë çaji pluhur chili i kuq ose kajen

UDHËZIME:
a) Ngrohni vajin në një tigan të rëndë dhe të thellë mbi nxehtësinë mesatare.
b) Shtoni kuminin dhe shafranin e Indisë dhe gatuajeni për 30 sekonda, ose derisa farat të ziejnë.
c) Shtoni qepën, rrënjën e xhenxhefilit dhe hudhrën.
d) Gatuani për 2 minuta, ose derisa të marrë pak kafe.
e) Shtoni patatet dhe gatuajeni, duke e përzier vazhdimisht, për 2 minuta të tjera.
f) Shtoni ujë për të shmangur ngjitjen.
g) Përziejini fasulet me fije.
h) Gatuani, duke e përzier herë pas here, për 2 minuta.

i) Shtoni specin djegës, kripën dhe pluhurin e kuq djegës në një tas për përzierje.

j) Ziejini për 15 minuta, të mbuluara, derisa fasulet dhe patatet të jenë të buta.

46. Patëllxhan me patate

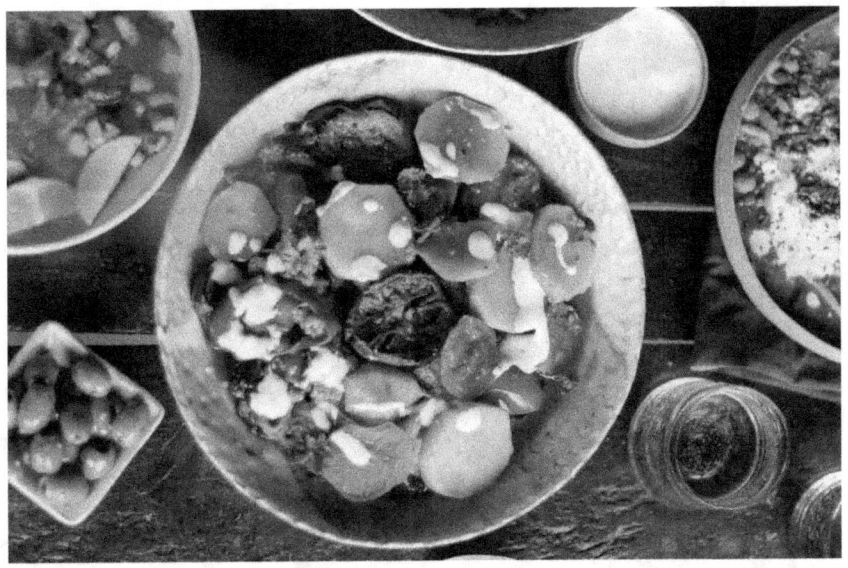

Bën: 6 racione

PËRBËRËSIT:
- 2 luge vaj
- ½ lugë çaji asafoetida
- 2 lugë çaji kripë deti të trashë
- 1 domate, e prerë fort
- 4 patëllxhanë me lëkurë, të prera përafërsisht, me skajet e drunjta
- 1 lugë gjelle koriandër të bluar
- 2 djegës tajlandez, serrano ose kajenë, të copëtuara
- 1 lugë çaji fara qimnoni
- ½ lugë çaji pluhur shafran i Indisë
- 1 copë rrënjë xhenxhefili, e qëruar dhe e prerë në shkrepse të gjata
- 4 thelpinj hudhër, të qëruara dhe të prera përafërsisht
- 1 lugë gjelle garam masala
- 1 patate e zier, e qëruar dhe e prerë përafërsisht
- 1 qepë e qëruar dhe e prerë përafërsisht
- 1 lugë çaji pluhur chili i kuq ose kajen
- 2 lugë gjelle cilantro të freskët të copëtuar, për zbukurim

UDHËZIME:
a) Ngrohni vajin në një tigan të thellë dhe të rëndë mbi nxehtësinë mesatare.
b) Shtoni asafoetida, qimnon dhe shafran i Indisë.
c) Gatuani për 30 sekonda, ose derisa farat të ziejnë.
d) Shtoni rrënjën e xhenxhefilit dhe hudhrën.

e) Gatuani edhe për 2 minuta të tjera, ose derisa qepët dhe specat të marrin ngjyrë kafe.
f) Ziejini për 2 minuta pasi të keni shtuar domatet.
g) Përzieni patëllxhanin dhe patatet.
h) Shtoni kripën, garam masala, korianderin dhe pluhurin e kuq të djegës.
i) Ziejini edhe për 10 minuta.
j) Shërbejeni me roti ose naan dhe zbukurojeni me cilantro.

47. Masala Lakrat e Brukselit

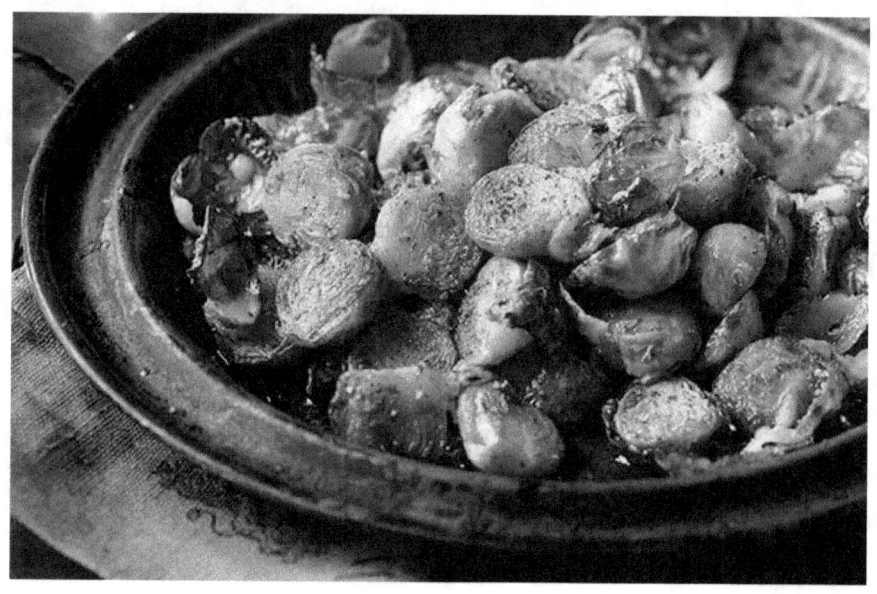

Bën: 4 porcione

PËRBËRËSIT:

- 1 luge vaj
- 1 lugë çaji fara qimnoni
- 2 gota Gila Masala
- 1 gotë ujë
- 4 lugë krem shqeme
- 4 gota lakra brukseli, të prera dhe të përgjysmuara
- 2 djegës tajlandez, serrano ose kajenë, të copëtuara
- 2 lugë çaji kripë deti të trashë
- 1 lugë çaji garam masala
- 1 lugë çaji koriandër të bluar
- 1 lugë çaji pluhur chili i kuq ose kajen
- 2 lugë gjelle cilantro të freskët të copëtuar, për zbukurim

UDHËZIME:

a) Ngrohni vajin në një tigan të thellë dhe të rëndë mbi nxehtësinë mesatare.
b) Shtoni kuminin dhe gatuajeni për 30 sekonda, ose derisa farat të skuqen.
c) Shtoni stokun e supës me domate shëruese, ujin, kremin me shqeme, lakrat e Brukselit, specin djegës, kripën, garam masala, koriandërin dhe pluhurin e kuq të djegës.
d) Lëreni të vlojë.
e) Ziejini për 12 minuta derisa lakrat e Brukselit të zbuten.
f) Sipër me cilantro.

48. Lulelakra greke

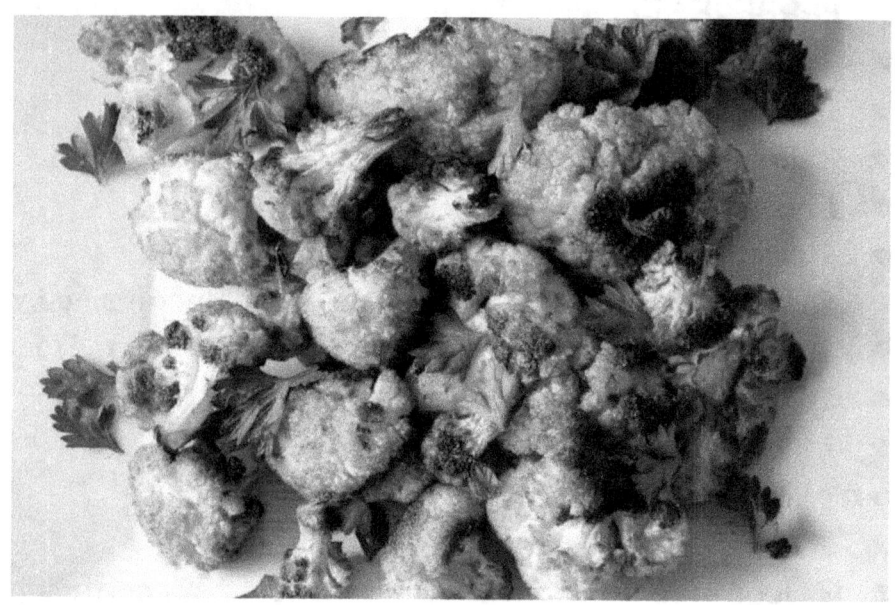

Bën: 2

PËRBËRËSIT:
- ½ kokë lulelakër, të prerë në copa të vogla
- 2 domate
- 1 kastravec i prerë në kubikë
- ½ spec i kuq zile, i prerë në kubikë
- ½ tufë nenexhik
- ½ tufë cilantro
- ½ tufë borziloku
- ¼ filxhan qiqra
- 10 ullinj të zinj, pa koriza
- ½ kuti me fidane luledielli, rreth 1,5 ons
- 1 luge vaj ulliri
- ½ lugë gjelle lëng limoni

UDHËZIME:
a) Pulsoni lulelakrën në një përpunues ushqimi derisa të ngjajë me kuskusin.
b) Kombinoni gjithçka në një tas, duke përfshirë ullinjtë dhe filizat e luledillit.
c) Spërkateni me vaj dhe një shtrydh lime, më pas përzieni.

49. Makarona kremoze me kungulleshka

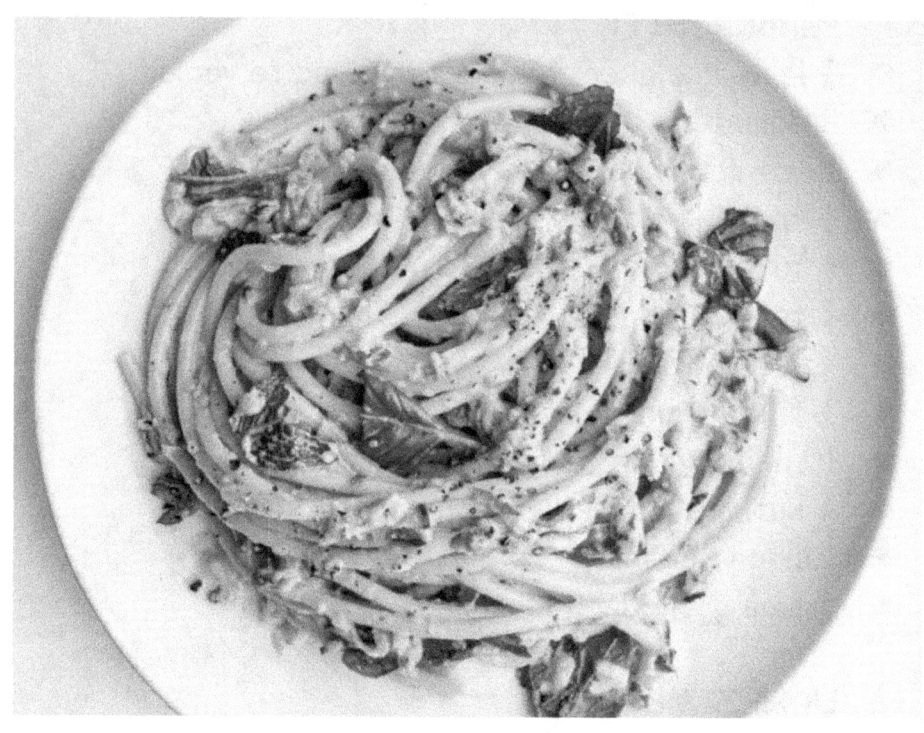

Bën: 2

PËRBËRËSIT:
- 1 ons bizele të mbirë
- 1 Kungull i njomë, i pjekur

Salcë kremoze:
- ½ filxhan arra pishe, të bluara
- 2 luge vaj ulliri
- 1 lugë gjelle lëng limoni
- 4 lugë ujë
- një majë kripë

UDHËZIME:
a) Vendosni kungull i njomë në një tas dhe i rregulloni me kripë.
b) Shtoni arrat e pishës të bluara.
c) Përzieni vajin e ullirit, lëngun e limonit, ujin dhe pak kripë.
d) Përziejini derisa të formohet një salcë.
e) Shpërndani salcën mbi kunguj të njomë.
f) Sipër hidhni bizele.

50. Kungull i njomë me pesto kungujsh

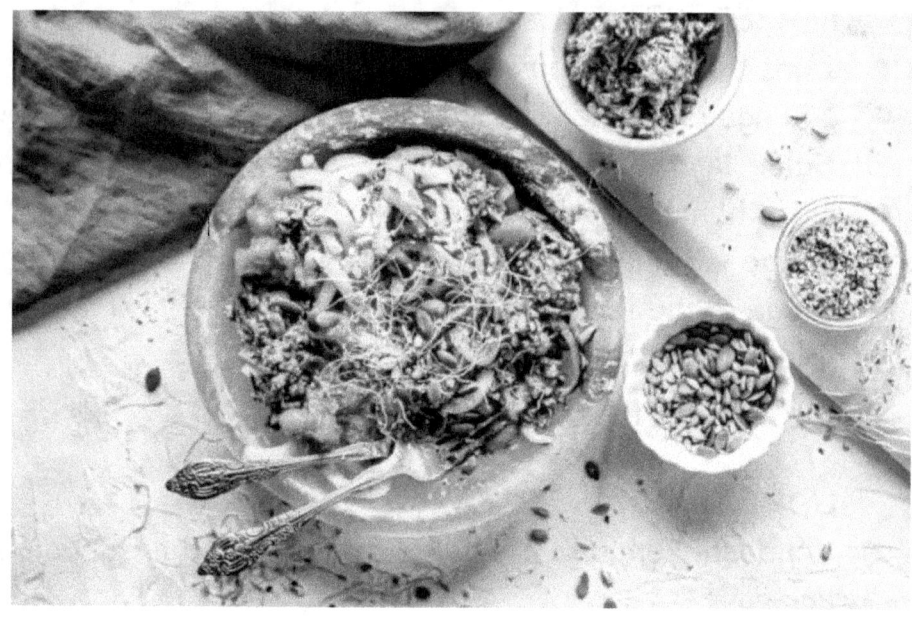

Bën: 2-3 racione

PËRBËRËSIT:
PESTO KUNGULLI:
- ½ filxhan fara kungulli
- ⅜ filxhan vaj ulliri
- 1 lugë gjelle lëng limoni
- 1 majë kripë
- 1 tufë borzilok

MBULIMI:
- 7 ullinj të zinj
- 5 domate qershi

UDHËZIME:
a) Pulsoni farat e kungullit në miell të imët në një përpunues ushqimi.
b) Përzieni vajin e ullirit, lëngun e limonit dhe kripën derisa të kombinohen mirë.
c) Përzieni gjethet e borzilokut.
d) Kombinoni kungull i njomë dhe peston në një tas, më pas vendosni sipër ullinj dhe domate qershi.

51. Pilaf me kungull i njomë me kopër

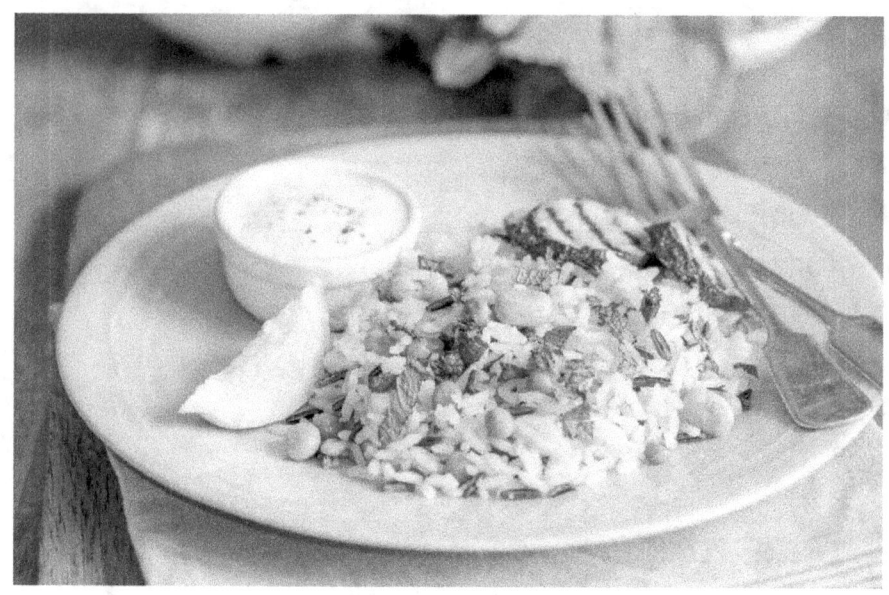

Bën: 4-6

PËRBËRËSIT:
- ¾ filxhan oriz të bardhë basmati, i shpëlarë dhe i kulluar
- ¼ filxhan quinoa, e shpëlarë dhe e kulluar
- ½ lugë gjelle xhenxhefil të grirë imët
- 2 gota kungulleshka te grira
- ½ filxhan kopër të copëtuar
- 3 lugë gjelle vaj kokosi organik
- 2 gota ujë
- Kripë për shije

UDHËZIME:
a) Shkrini vajin e kokosit dhe kaurdisni xhenxhefilin për 15 sekonda derisa të marrë aromë.
b) Shtoni orizin dhe quinoan dhe përziejini për 1 minutë.
c) Shtoni ujin, përzieni mirë dhe lëreni masën të marrë valë. Shtoni kungulleshkat e grira dhe përziejini.
d) Ziej, të mbuluar, për 10-12 minuta.
e) Shtoni koprën dhe kripën sipas shijes, duke e trazuar lehtë me një pirun.
f) Shërbejeni të ngrohtë.

52. Couscous Cremini Pilaf

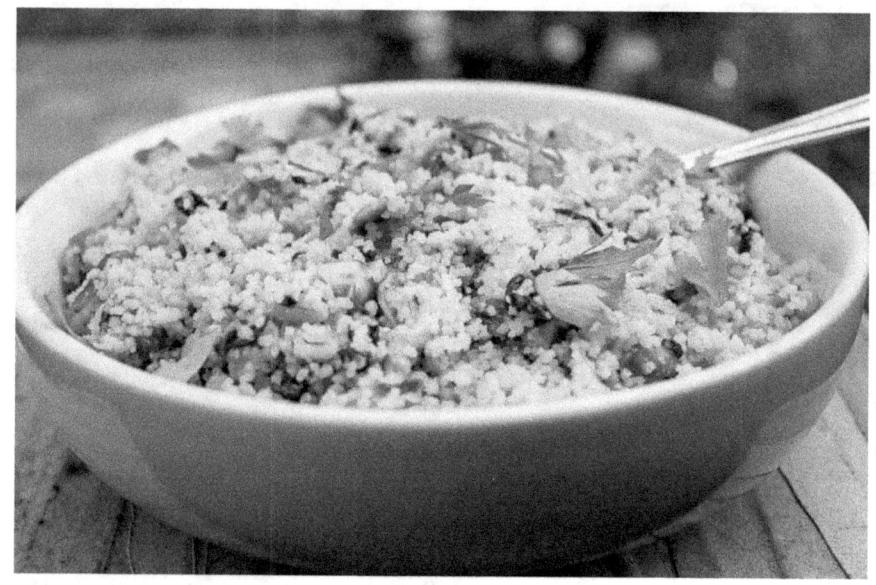

Bën: 2

PËRBËRËSIT:
- 3 lugë vaj ulliri, të ndara
- 14 ons kërpudha cremini, të prera në feta
- 1 qepë e vogël, e grirë
- 2 bishta selino, të grira
- 1 karotë mesatare, e prerë
- $\frac{1}{4}$ filxhan verë të bardhë
- 1 lugë salcë e nxehtë
- $\frac{1}{2}$ lugë çaji koriandër të bluar
- $\frac{1}{2}$ lugë çaji qimnon i bluar
- $\frac{1}{2}$ lugë çaji pluhur qepë
- 1 filxhan kuskus të thatë
- 2 gota lëng perimesh
- $\frac{1}{2}$ lugë çaji kripë
- $\frac{1}{4}$ lugë çaji piper
- $\frac{3}{4}$ filxhan bizele të ngrira
- 1 lugë majdanoz i freskët, i grirë

UDHËZIME:
a) Në një tigan të madh ngrohni 1 lugë gjelle vaj ulliri në nxehtësi mesatare-të lartë.
b) Shtoni kërpudhat e prera në feta dhe skuqini derisa të fillojnë të marrin ngjyrë kafe, rreth 3 deri në 5 minuta.
c) Hiqeni nga tigani dhe lërini mënjanë.
d) Në të njëjtën tigan shtoni vajin e mbetur të ullirit, qepën e grirë, selinon dhe karotën.

e) Gatuani për 3 deri në 5 minuta derisa qepa të jetë e tejdukshme dhe selinoja të jetë e butë.
f) Shtoni pluhurin koriandër, qimnon dhe qepë dhe përzieni verën e bardhë.
g) Shtoni kuskusin dhe lëngun e perimeve, i rregulloni me kripë dhe piper dhe i përzieni mirë.
h) Ulni nxehtësinë dhe gatuajeni për rreth 7 minuta.
i) Shtoni salcën e nxehtë dhe bizelet e ngrira dhe vazhdoni zierjen edhe për 3 minuta të tjera.
j) Përziejini kërpudhat.
k) E zbukurojmë me majdanoz të freskët dhe e servirim të ngrohtë.

53. Rizoto shëruese e Asparagut

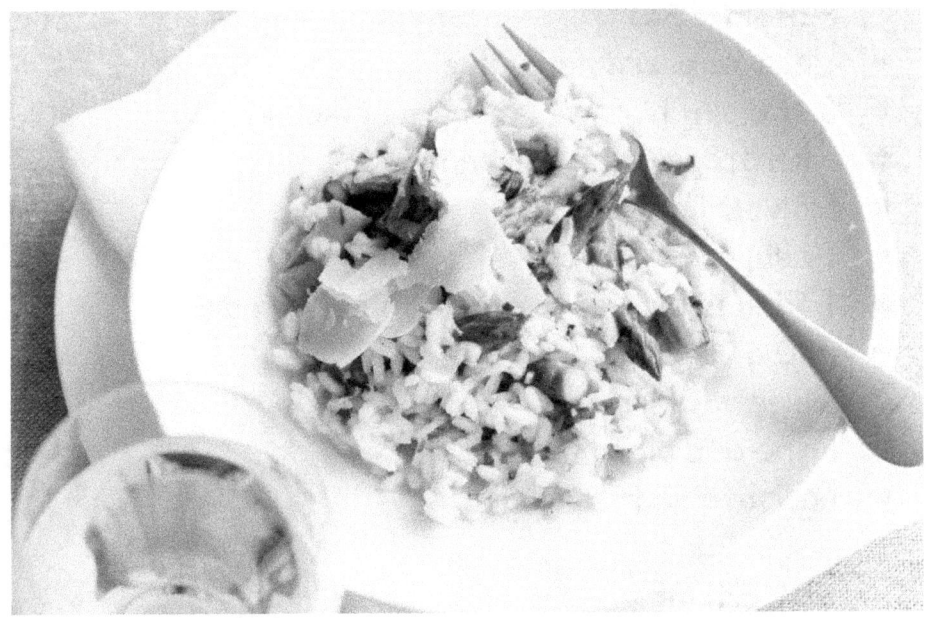

Bën: 2

PËRBËRËSIT:
- 1 qepë e prerë në kubikë
- 3 thelpinj hudhra, të prera në kubikë
- 1 karotë, e grirë në rende
- Llak perimesh
- 10 shparg, të prera
- 1 filxhan bizele, të freskëta ose të ngrira
- 250 gr oriz arborio
- 1 luge vaj ulliri
- kripë dhe piper për shije
- barishte të freskëta

UDHËZIME:
a) Në një tenxhere vendoseni lëngun e perimeve të ziejë lehtë.
b) Në një tigan me një fund të gjerë, ngrohni pak vaj ulliri në nxehtësi mesatare.
c) Vendosini në majat e shpargut dhe i përzieni lehtë për 2 minuta.
d) Hiqeni nga tigani, më pas në të njëjtin tigan, shtoni qepët e grira dhe skuqini derisa të marrin ngjyrë të artë dhe të tejdukshme.
e) Shtoni hudhrat dhe karotat, skuqini për një ose dy minuta, më pas shtoni orizin dhe copat e shpargut dhe përzieni mirë.
f) Pas një ose dy minutash, hidhni gjysmën e lëngut të perimeve dhe lëreni orizin të thithë lëngjet.

g) Fërkoni pjesën e poshtme të tiganit për ndonjë mbetje dhe përzieni mirë orizin në lëng.
h) Ulni nxehtësinë në një nivel të ulët dhe lëreni rizoto të ziejë dhe të ziejë.
i) Përziejini çdo dy minuta dhe shtoni më shumë lëng sipas nevojës.
j) Gatuani orizin për rreth 10 minuta të tjera, derisa orizi të jetë gati gati, më pas përzieni bizelet.
k) Bizele të freskëta u duhen vetëm disa minuta për t'u gatuar.
l) Në këtë pikë, rizoto juaj është gati gati.
m) E rregullojmë me kripë, piper dhe barishte të freskëta të copëtuara për shije.
n) Shërbejeni të nxehtë dhe të mbushur me maja shpargu, disa barishte të tjera të freskëta dhe disa pika vaj ulliri.

54. Bulgur me salcë kungulli

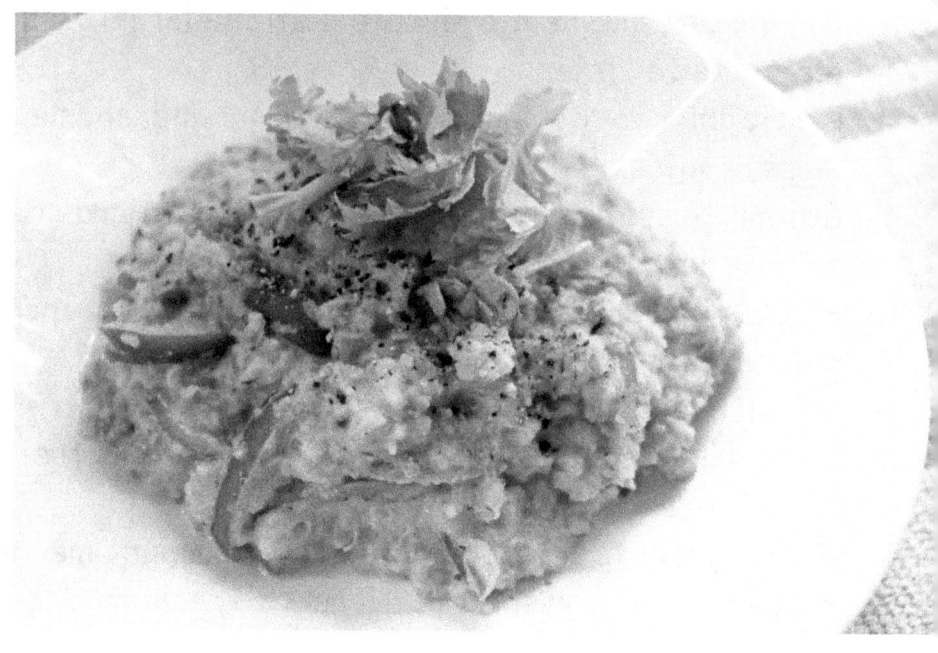

Bën: 1 porcion

PËRBËRËSIT:
PËR BULGURIN
- 1,5 gota bulgur, të njomur
- ¼ filxhan piper zile jeshile, të prerë në kubikë të hollë
- ¼ filxhan me gjethe selino të copëtuara

PËR salcën e kungullit:
- ½ filxhan kungull të zier në avull
- 3 lugë çaji të mbushur me bollgur të zier të trashë
- 1 lugë e madhe maja ushqyese
- 2 lugë tahini vegan kremoz
- 1,5 lugë gjelle lëng limoni
- ¼ lugë çaji kripë

UDHËZIME:
a) Vendosni të gjithë përbërësit e salcës në një blender ose procesor ushqimi.
b) Shtoni salcën në bulgar dhe përzieni specat dhe gjethet e selinos.
c) Sipër i hidhni piper të zi të freskët të grirë.

LËNDA KRYESORE: BISHJE DHE KOKRIRA

55. Sallatë e rrugës me bishtajore

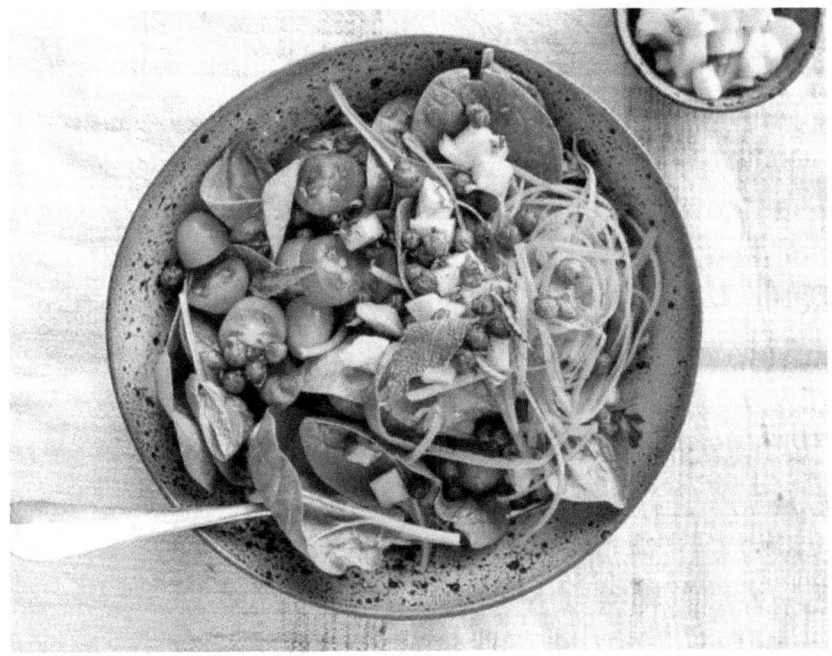

Bën: 6 racione

PËRBËRËSIT:

- 4 gota fasule ose thjerrëza të gatuara
- 1 qepë e kuqe, e qëruar dhe e prerë në kubikë
- 1 domate e prerë në kubikë
- 1 kastravec i qëruar dhe i prerë në kubikë
- 1 daikon, i qëruar dhe i grirë
- 1 chili jeshil Thai, serrano ose cayenne, i copëtuar
- ¼ filxhan cilantro e freskët e grirë, e grirë
- Lëng nga 1 limon
- 1 lugë çaji kripë deti të trashë
- ½ lugë çaji kripë e zezë
- ½ lugë çaji Chaat Masala
- ½ lugë çaji pluhur kili i kuq ose kajen
- 1 lugë çaji shafran i Indisë i bardhë i freskët, i qëruar dhe i grirë

UDHËZIME:

a) Në një enë të thellë përzieni të gjithë përbërësit.

56. Masala Fasule & Perime

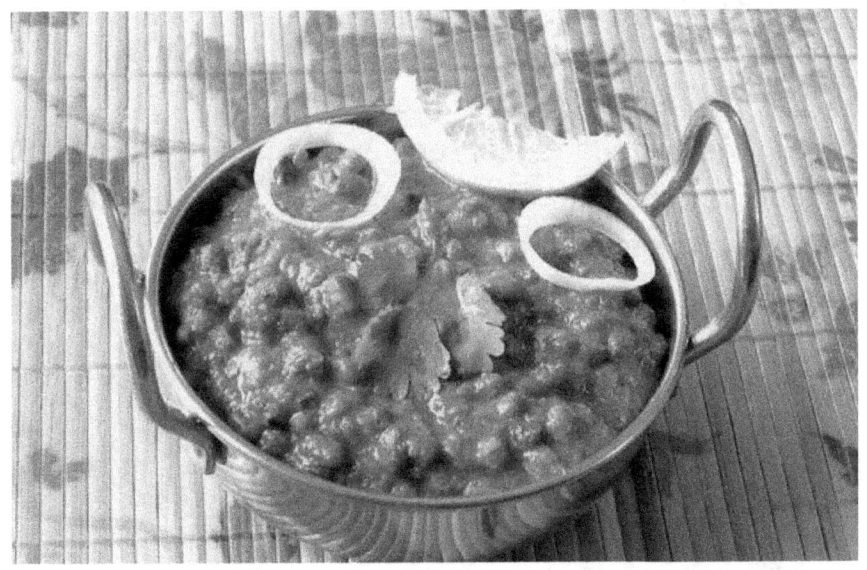

Bën: 5 porcione

PËRBËRËSIT:
- 1 filxhan Gila Masala
- 1 filxhan perime të copëtuara
- 2 djegës tajlandez, serrano ose kajenë, të copëtuara
- 1 lugë çaji garam masala
- 1 lugë çaji koriandër të bluar
- 1 lugë çaji qimnon i grirë i pjekur
- ½ lugë çaji pluhur kili i kuq ose kajen
- 1½ lugë çaji kripë deti të trashë
- 2 gota ujë
- 2 gota fasule të ziera
- 1 lugë gjelle cilantro e freskët e copëtuar, për zbukurim

UDHËZIME:
a) Ngrohni Gila Masala në një tenxhere të madhe dhe të rëndë mbi nxehtësinë mesatare derisa të fillojë të flluskojë.
b) Shtoni perimet, specin djegës, garam masala, koriandër, qimnon, pluhurin e kuq djegës, kripë dhe ujë.
c) Gatuani për 20 minuta, ose derisa perimet të zbuten.
d) Shtoni fasulet.
e) Shërbejeni të zbukuruar me cilantro.

57. fasule të plota me kokos

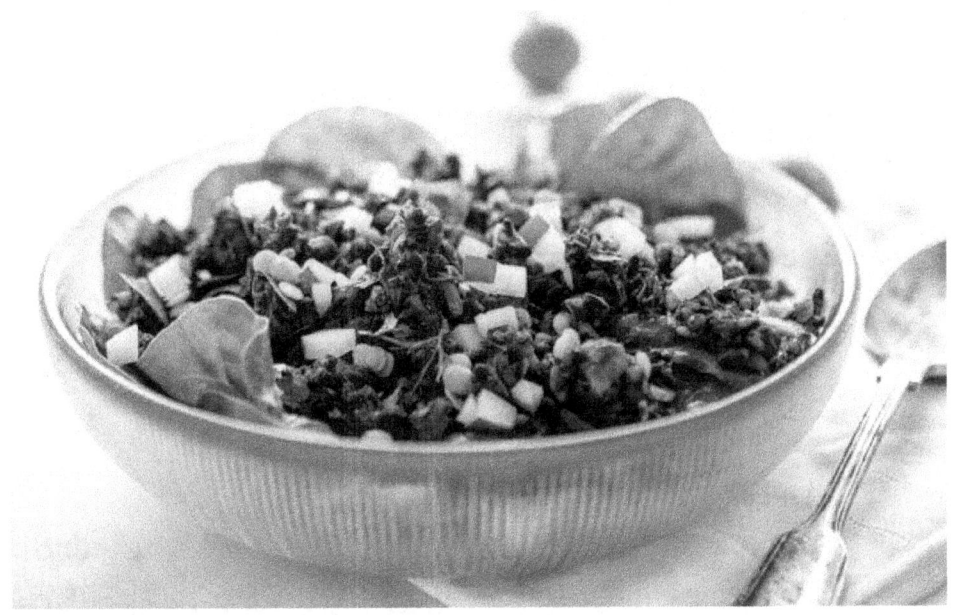

Bën: 4 porcione

PËRBËRËSIT:
- 2 lugë vaj kokosi
- ½ lugë çaji asafoetida
- 1 lugë çaji fara mustardë të zezë
- 10-12 gjethe kerri, të prera trashë
- 2 lugë arrë kokosi të grirë pa sheqer
- 4 gota fasule të ziera
- 1 lugë çaji kripë deti të trashë
- 1 chiles tajlandez, serrano ose kajen,

UDHËZIME:
a) Ngrohni vajin në një tigan të thellë dhe të rëndë mbi nxehtësinë mesatare.
b) Shtoni asafoetida, mustardën, gjethet e kerit dhe kokosin.
c) Ngroheni për 30 sekonda, ose derisa farat të dalin.
d) Shtoni fasulet, kripën dhe djegësin.
e) Shërbejeni pasi përzieni plotësisht.

58. Fasule ose thjerrëza të pjekura

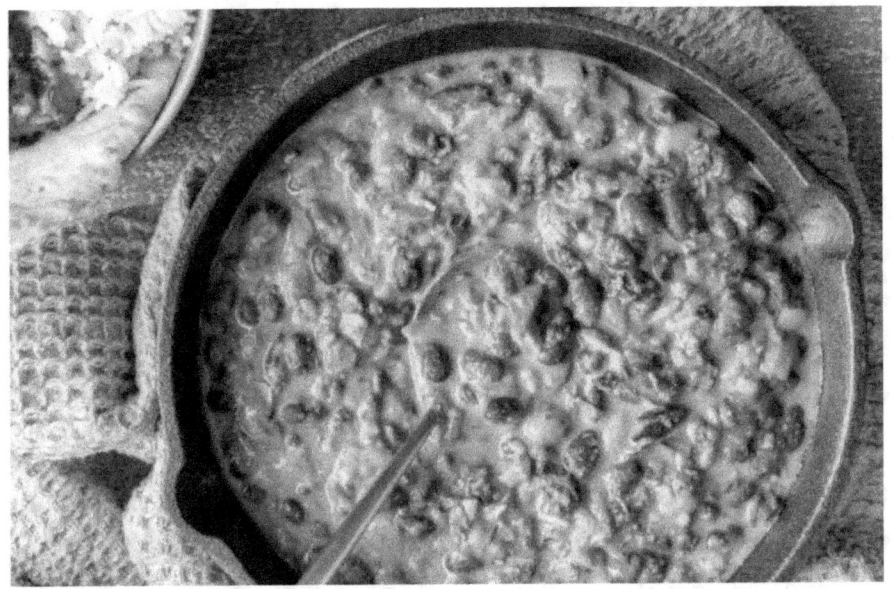

Bën: 5 porcione

PËRBËRËSIT:
- 2 luge vaj
- ½ lugë çaji asafoetida
- 2 lugë çaji fara qimnoni
- ½ lugë çaji pluhur shafran i Indisë
- 1 shkop kanelle
- 1 gjethe kasia
- ½ qepë e verdhë ose e kuqe, e qëruar dhe e grirë
- 1 copë rrënjë xhenxhefil, e qëruar dhe e grirë ose e grirë
- 4 thelpinj hudhra, të qëruara dhe të grira ose të grira
- 2 domate të qëruara dhe të prera në kubikë
- 2-4 speca djegës tajlandez jeshil, serrano ose kajen, të copëtuara
- 4 gota fasule ose thjerrëza të gatuara
- 4 gota ujë
- 1½ lugë çaji kripë deti të trashë
- 1 lugë çaji pluhur chili i kuq ose kajen
- 2 lugë gjelle cilantro të freskët të copëtuar, për zbukurim

UDHËZIME:

a) Ngrohni vajin në një tenxhere të rëndë mbi nxehtësinë mesatare.

b) Shtoni asafoetida, qimnon, shafran i Indisë, kanellën dhe gjethet e kasias dhe gatuajeni për 30 sekonda, ose derisa farat të ziejnë.

c) Shtoni qepën dhe gatuajeni për 3 minuta, ose derisa të skuqet pak.
d) Shtoni rrënjën e xhenxhefilit dhe hudhrën.
e) Gatuani edhe 2 minuta të tjera.
f) Shtoni domatet dhe djegësin jeshil.
g) Ziejini për 5 minuta, ose derisa domatet të zbuten.
h) Gatuani edhe 2 minuta të tjera pasi të keni shtuar fasulet ose thjerrëzat.
i) Shtoni ujin, kripën dhe pluhurin e kuq djegës.
j) Sillni ujin të vlojë.
k) Ziejini për 10 deri në 15 minuta.
l) Shërbejeni të zbukuruar me cilantro.

59. Thjerrëzat me gjethe kerri

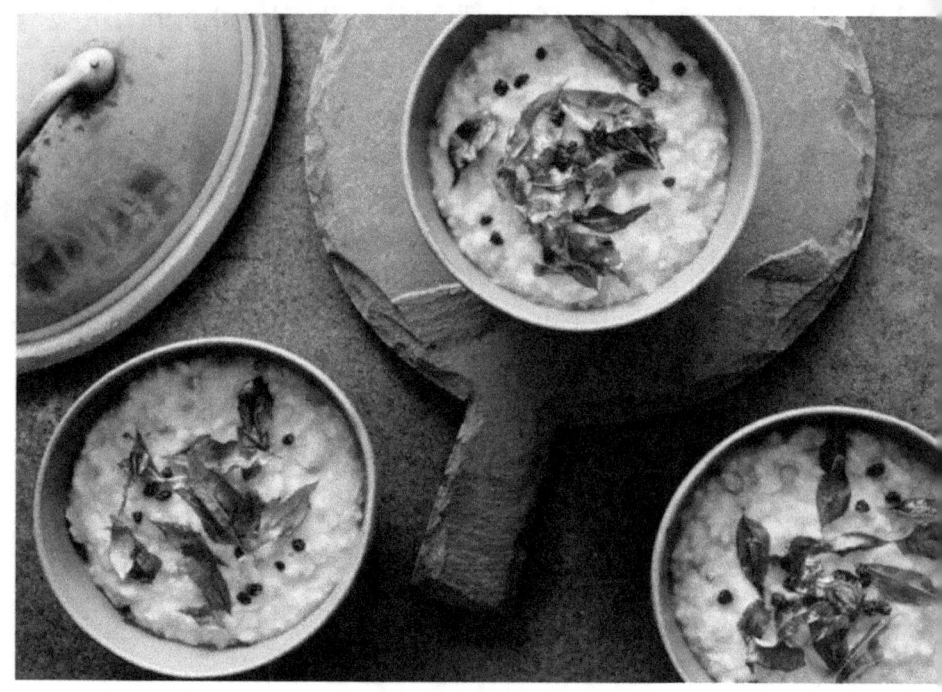

Bën: 6 racione

PËRBËRËSIT:
- 2 lugë vaj kokosi
- ½ lugë çaji pluhur asafoetida
- ½ lugë çaji pluhur shafran i Indisë
- 1 lugë çaji fara qimnoni
- 1 lugë çaji fara mustardë të zezë
- 20 gjethe kerri të freskëta, të prera trashë
- 6 speca të kuq të tharë të plotë, të prera në copa të mëdha
- ½ qepë e verdhë ose e kuqe, e qëruar dhe e prerë në kubikë
- Kanaçe 14 ons me qumësht kokosi, me yndyrë të lehtë ose të plotë
- 1 gotë ujë
- 1 lugë çaji pluhur Rasam ose Sambhar Masala
- 1½ lugë çaji kripë deti të trashë
- 1 lugë çaji pluhur chili i kuq ose kajen
- 3 gota thjerrëza të gatuara
- 1 lugë gjelle cilantro e freskët e copëtuar, për zbukurim

UDHËZIME:
a) Ngrohni vajin në nxehtësi mesatare.
b) Shtoni asafoetida, shafran i Indisë, qimnon, mustardën, gjethet e kerit dhe specat e kuq.
c) Gatuani për 30 sekonda, ose derisa farat të ziejnë.
d) Përziejeni qepën.

e) Gatuani për rreth 2 minuta, duke e përzier shpesh për të shmangur ngjitjen.
f) Shtoni qumështin e kokosit, ujin, pluhurin Rasam ose Sambhar Masala, kripën dhe pluhurin e djegës së kuqe.
g) Lëreni të vlojë, më pas ziejini për 2 minuta ose derisa shijet të mbushin qumështin.
h) Shtoni thjerrëzat.
i) Ziejini për 4 minuta.
j) Shërbejeni të zbukuruar me cilantro.

60. Kokosi me thjerrëza Goan kerri

Bën: 6 racione

PËRBËRËSIT:
- 1 luge vaj
- ½ qepë, e qëruar dhe e prerë në kubikë
- 1 copë rrënjë xhenxhefil, e qëruar dhe e grirë ose e grirë
- 4 thelpinj hudhra, të qëruara dhe të grira ose të grira
- 1 domate e prerë në kubikë
- 2 speca djegës tajlandez jeshil, serrano ose kajen, të copëtuara
- 1 lugë gjelle koriandër të bluar
- 1 lugë qimnon i bluar
- 1 lugë çaji pluhur shafran i Indisë
- 1 lugë çaji pastë tamarindi
- 1 lugë çaji me jaggery ose sheqer kaf
- 1½ lugë çaji kripë deti të trashë
- 3 gota ujë
- 4 gota thjerrëza të plota të gatuara
- 1 filxhan qumësht kokosi, i rregullt ose i lehtë
- Lëng nga ½ limoni
- 1 lugë gjelle cilantro e freskët e copëtuar, për zbukurim

UDHËZIME:
a) Ngrohni vajin në një tenxhere të madhe dhe të rëndë mbi nxehtësinë mesatare.
b) Shtoni qepën dhe gatuajeni për 2 minuta, ose derisa qepa të skuqet pak.
c) Shtoni rrënjën e xhenxhefilit dhe hudhrën.

d) Gatuani edhe një minutë.
e) Shtoni domatet, specin djegës, korianderin, qimnonin, shafranin e Indisë, marinën, kërpudhat, kripën dhe ujin.
f) Lëreni të vlojë, më pas uleni në zjarr të ulët dhe mbulojeni për 15 minuta.
g) Shtoni thjerrëzat dhe qumështin e kokosit.
h) Shtoni lëngun e limonit dhe cilantro sipas shijes.

61. Bishtajoret Chana Masala

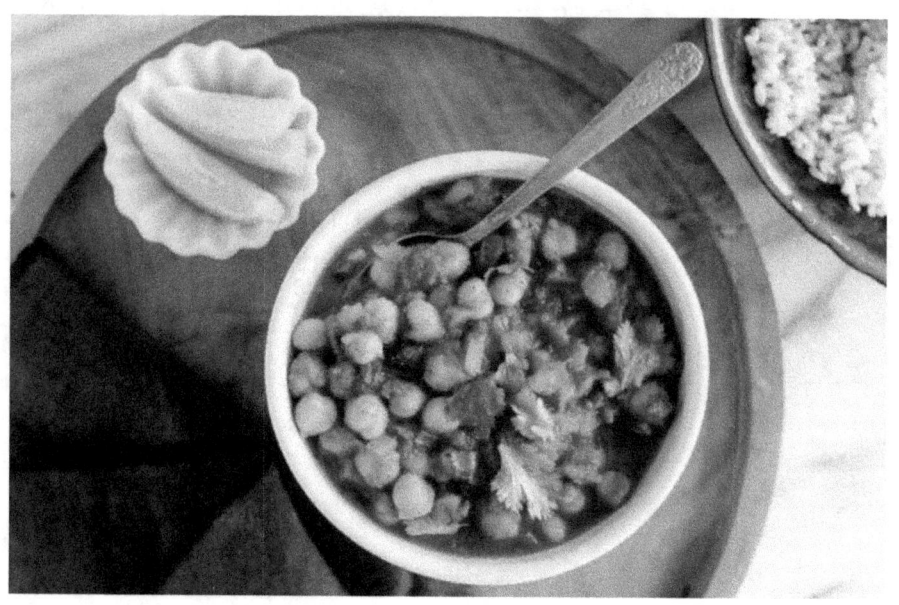

Bën: 6 racione

PËRBËRËSIT:
- 2 luge vaj
- 1 lugë çaji fara qimnoni
- ½ lugë çaji pluhur shafran i Indisë
- 2 lugë Chana Masala
- 1 qepë e verdhë ose e kuqe, e qëruar dhe e prerë në kubikë
- 1 copë rrënjë xhenxhefili, e qëruar dhe e grirë ose e grirë
- 4 thelpinj hudhra, të qëruara dhe të grira ose të grira
- 2 domate të prera në kubikë
- 2 speca djegës tajlandez jeshil, serrano ose kajen, të copëtuara
- 1 lugë çaji pluhur chili i kuq ose kajen
- 1 lugë gjelle kripë deti të trashë
- 1 gotë ujë
- 4 gota fasule ose thjerrëza të gatuara

UDHËZIME:
a) Ngrohni vajin në një tigan të thellë dhe të rëndë mbi nxehtësinë mesatare.
b) Shtoni qimnonin, shafranin e Indisë dhe Chana Masala dhe gatuajeni për 30 sekonda, ose derisa farat të skuqen.
c) Shtoni qepën dhe gatuajeni për rreth një minutë, ose derisa të jetë e butë.
d) Shtoni rrënjën e xhenxhefilit dhe hudhrën.

e) Gatuani edhe një minutë.
f) Shtoni domatet, djegësin jeshil, pluhurin e kuq të djegës, kripën dhe ujin.
g) Lëreni të vlojë, më pas ziejini për 10 minuta, ose derisa të gjithë përbërësit të bashkohen.
h) Gatuani fasulet ose thjerrëzat derisa të zbuten.

62. Fasule dhe thjerrëza të gatuara ngadalë

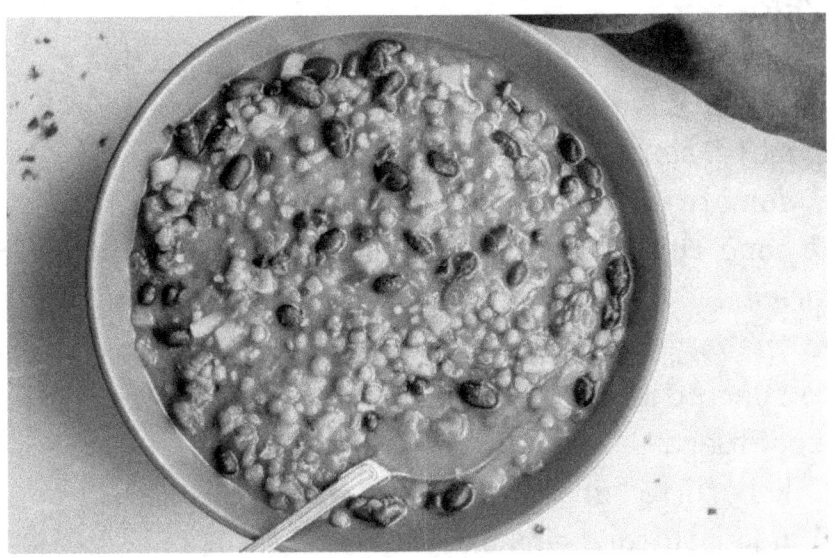

Bën: 8

PËRBËRËSIT:
- 2 gota fasule lima të thata, të mbledhura dhe të lara
- ½ qepë e verdhë ose e kuqe, e qëruar dhe e prerë përafërsisht
- 1 domate e prerë në kubikë
- 1 copë rrënjë xhenxhefili, e qëruar dhe e grirë ose e grirë
- 2 thelpinj hudhër, të qëruara dhe të grira ose të grira
- 2 speca djegës tajlandez jeshil, serrano ose kajen, të copëtuara
- 3 karafil të tërë
- 1 lugë çaji fara qimnoni
- 1 lugë çaji pluhur chili i kuq ose kajen
- një lugë çaji kripë deti të trashë
- ½ lugë çaji pluhur shafran i Indisë
- ½ lugë çaji garam masala
- 7 gota ujë
- ¼ filxhan cilantro e freskët e copëtuar

UDHËZIME:
a) Në tenxhere të ngadaltë, kombinoni të gjithë përbërësit përveç cilantros.
b) Gatuani në temperaturë të lartë për 7 orë, ose derisa fasulet të jenë zbërthyer dhe të bëhen kremoze.
c) Nxirrni karafilat.
d) Dekoroni me cilantro të freskët.

63. Chana dhe Split Moong Dal me thekon piper

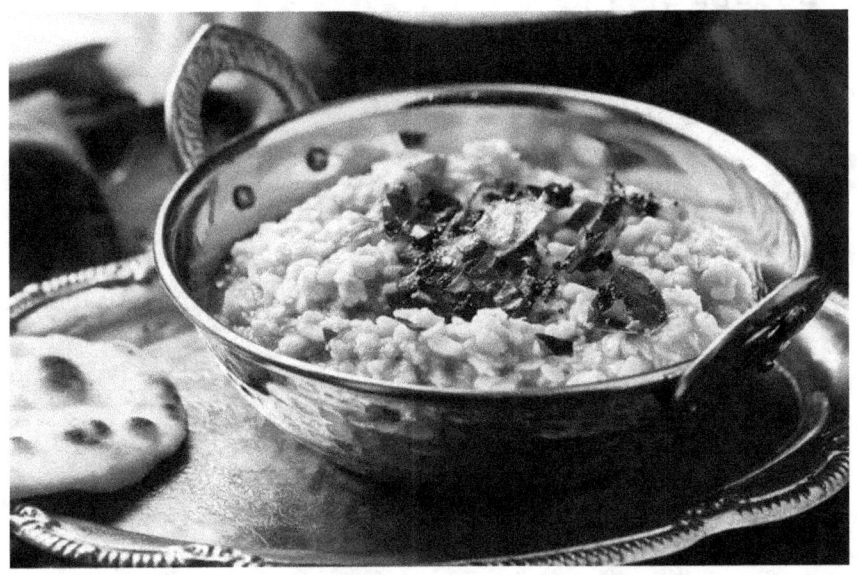

Bën: 8 racione

PËRBËRËSIT:

- 1 filxhan gram i ndarë, i zgjedhur dhe i larë
- 1 filxhan thjerrëza jeshile të thata të ndara me lëkurë, të zgjedhura dhe të lara
- ½ qepë e verdhë ose e kuqe, e qëruar dhe e prerë në kubikë
- 1 copë rrënjë xhenxhefil, e qëruar dhe e grirë ose e grirë
- 4 thelpinj hudhra, të qëruara dhe të grira ose të grira
- 1 domate e qëruar dhe e prerë në kubikë
- 2 speca djegës tajlandez jeshil, serrano ose kajen, të copëtuara
- 1 lugë gjelle plus 1 lugë çaji fara qimnoni, të ndara
- 1 lugë çaji pluhur shafran i Indisë
- 2 lugë çaji kripë deti të trashë
- 1 lugë çaji pluhur chili i kuq ose kajen
- 6 gota ujë
- 2 luge vaj
- 1 lugë çaji thekon piper të kuq
- 2 lugë gjelle cilantro të freskët të grirë

UDHËZIME:

a) Në tenxhere të ngadaltë, kombinoni gramin e ndarë, thjerrëzat jeshile, qepën, rrënjën e xhenxhefilit, hudhrën, domaten, specin djegës, 1 lugë qimnon, shafranin e Indisë, kripën, pluhurin e djegës së kuqe dhe ujin.

b) Gatuani për 5 orë në temperaturë të lartë.

c) Në fund të kohës së gatimit, në një tigan të cekët mbi nxehtësinë mesatare, ngrohni vajin.
d) Përzieni 1 lugë çaji të mbetur me qimnon.
e) Shtoni specat e kuq sapo vaji të jetë i nxehtë.
f) Gatuani jo më shumë se 30 sekonda.
g) Hidhni thjerrëzat me këtë përzierje dhe cilantron.
h) Shërbejeni si supë.

64. Oriz kafe dhe fasule Adzuki Dhokla

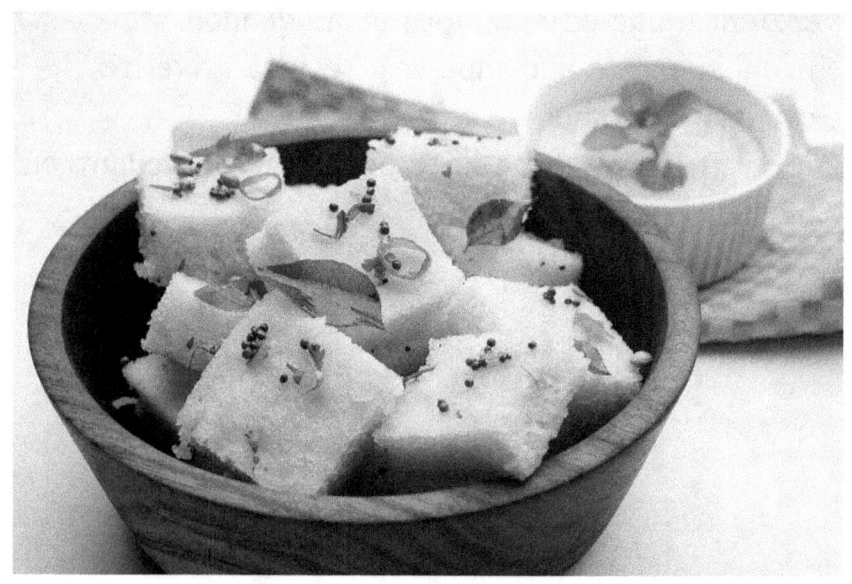

Bën: 2 duzina katrore

PËRBËRËSIT

- ½ filxhan oriz basmati kafe i larë dhe i njomur
- ½ filxhan oriz basmati të bardhë i larë dhe i njomur
- ½ filxhan fasule të plota adzuki me lëkurë të mbledhur, të larë dhe të njomur
- 2 lugë gram të ndarë, të njomur
- ¼ lugë çaji fara fenugreek, të njomur
- ½ paketë 12 ons tofu të butë të mëndafshtë
- Lëng nga 1 limon
- 1 lugë çaji kripë deti të trashë
- 1 gotë ujë
- ½ lugë çaji eno ose sodë buke
- ½ lugë çaji pluhur kili i kuq, kajen ose paprika
- 1 luge vaj
- 1 lugë çaji fara mustardë kafe ose të zezë
- 15-20 gjethe kerri, të prera përafërsisht
- 2 chiles jeshile Thai, serrano ose cayenne, kërcelli të hequr, të prera në feta për së gjati

UDHËZIME:

a) Kombinoni përzierjen e orizit dhe thjerrëzave, tofu-n, lëngun e limonit, kripën dhe ujin në një blender derisa të jetë homogjene.
b) Hidheni përzierjen në një tas të madh përzierjeje.
c) Lëreni brumin mënjanë për 3 orë.
d) Ngrohni vajin në një tigan të madh katror.
e) Spërkateni eno ose sodën e bukës sipër dhe përzieni butësisht 2 ose 3 herë.

f) Përhapeni brumin në mënyrë të barabartë në tavën e përgatitur.
g) Në një kazan të dyfishtë të madh sa të mbajë tiganin tuaj katror, sillni pak ujë në valë.
h) Vendoseni butësisht tiganin katror në pjesën e sipërme të bojlerit të dyfishtë.
i) Ziejini me avull për 15 minuta, të mbuluara.
j) Hiqeni tavën katrore nga kaldaja e dyfishtë.
k) Pritini dhoklat në katrorë dhe renditini në një pjatë në formë piramide.
l) Spërkateni me djegës të kuq, piper kajen ose paprika.
m) Ngrohni pak vaj në një tigan të zier mbi nxehtësinë mesatare
n) Përziejini me farat e sinapit.
o) Shtoni gjethet e kerit dhe djegësin sapo të fillojnë të dalin.
p) Këtë masë e hedhim mbi dokla në mënyrë të barabartë.
q) Shërbejeni menjëherë me nenexhik, cilantro ose chutney kokosi anash.

65. Fasule mung dhe oriz me perime

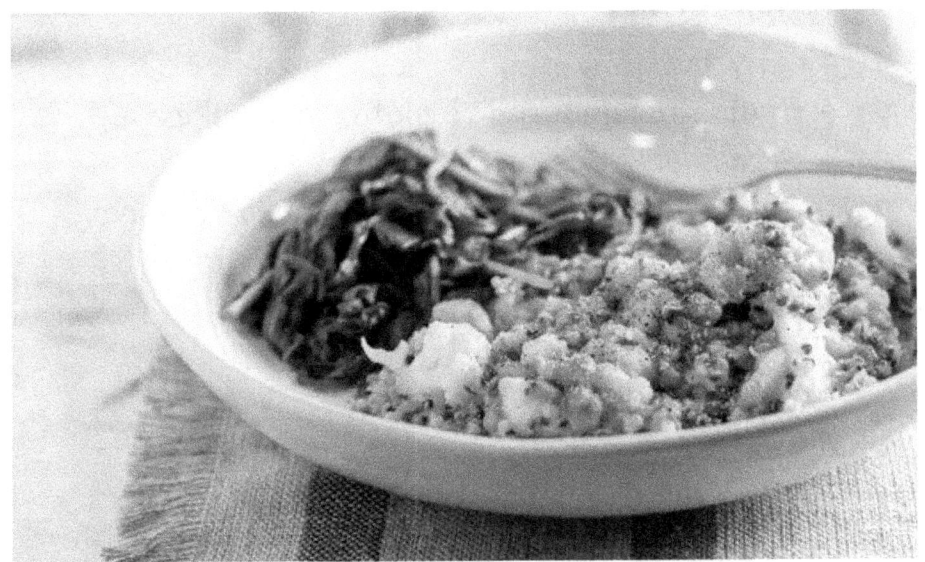

Bën: 4 porcione

PËRBËRËSIT:
- 4 e gjysmë gote ujë
- ½ filxhan fasule mung të plota, të shpëlarë
- ½ filxhan oriz basmati, i shpëlarë
- 1 qepë të grirë dhe 3 thelpinj hudhra të grira
- ¾ filxhan rrënjë xhenxhefili të grirë hollë
- 3 gota perime të copëtuara
- 2 lugë vaj kikiriku
- ¾ lugë shafran i Indisë
- ¼ lugë çaji djegës të kuq të tharë të grimcuar
- ¼ lugë çaji piper i zi i bluar
- ½ lugë çaji koriandër
- ½ lugë çaji qimnon
- ½ lugë çaji kripë

UDHËZIME:
a) Gatuani mungët në ujë të vluar derisa të fillojnë të çahen.
b) Gatuani edhe për 15 minuta të tjera, duke e përzier herë pas here, pasi shtoni orizin.
c) Shtoni perimet.
d) Në një tigan, ngrohni vajin e kikirikut dhe kaurdisni qepët, hudhrën dhe xhenxhefilin derisa të jenë të qarta.
e) Shtoni erëzat dhe vazhdoni të gatuani për 5 minuta duke i përzier vazhdimisht.
f) Kombinoje me orizin e zier dhe fasulet.

66. Llokoçis Fry Perimet

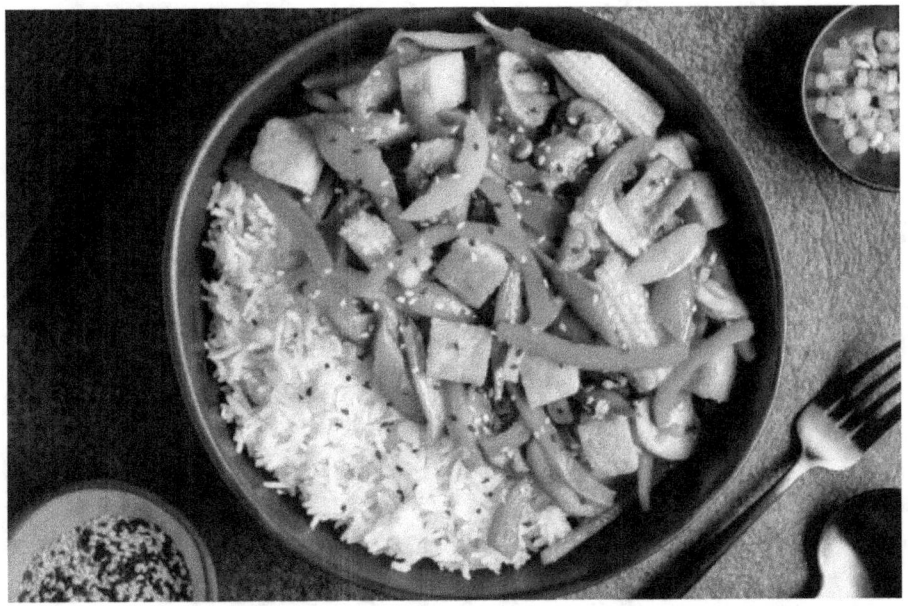

Bën: 4 porcione

PËRBËRËSIT:
- 3 gota perime të copëtuara
- 2 lugë çaji xhenxhefil të grirë
- 1 lugë çaji vaj
- ¼ lugë çaji asafoetida
- 1 lugë gjelle salcë soje
- Barishte të freskëta

UDHËZIME:
a) Ngrohni vajin në një tigan.
b) Përzieni asafoetida dhe xhenxhefili për 30 sekonda.
c) Shtoni perimet dhe skuqini për një minutë, më pas shtoni pak ujë, mbulojeni dhe gatuajeni.
d) Shtoni salcën e sojës, sheqerin dhe kripën.
e) Gatuani, të mbuluar derisa pothuajse të jetë gati.
f) Hiqeni kapakun dhe vazhdoni të gatuani për disa minuta.
g) Shtoni barishtet e freskëta.

67. qiqra dhe makarona spanjolle

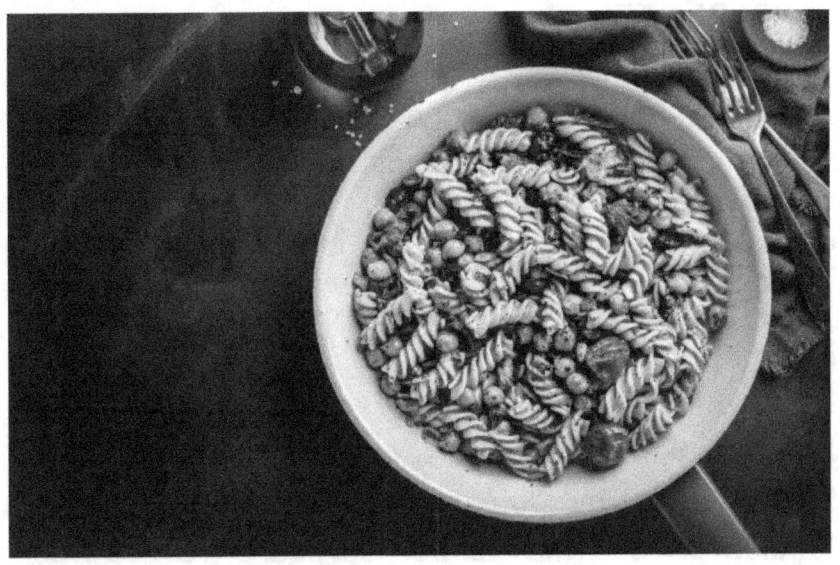

Bën: 4

PËRBËRËSIT:

- 2 luge vaj ulliri
- 2 thelpinj hudhre, te grira
- ½ lugë gjelle paprika e tymosur
- 1 lugë qimnon i bluar
- ½ lugë gjelle rigon të thatë
- ¼ lugë gjelle piper kajen
- Piper i zi i sapokrisur
- 1 qepë e verdhë
- 2 gota makarona vegane të pagatuara pa gluten
- 15 ons kanaçe me domate të prera në kubikë
- Kanaçe 15 ons me zemra angjinare të copëtuara në çerek
- 19-ons mund të qiqrat
- 1,5 gota supë perimesh
- ½ lugë gjelle kripë
- ¼ tufë majdanoz i freskët, i grirë
- 1 limon i freskët

UDHËZIME:

a) Hidhni hudhrën në një tigan të madh me vaj ulliri.
b) Ziejini për 2 minuta, ose derisa perimet të jenë të buta dhe aromatike.
c) Në tigan shtojmë paprikën e tymosur, qimnonin, rigonin, specin kajen dhe piperin e zi të sapokrisur.
d) Përziejini erëzat në vajin e nxehtë për një minutë tjetër.

e) Shtoni qepën në tigan, të prerë në kubikë.
f) Gatuani derisa qepa të jetë e butë dhe e tejdukshme.
g) Shtoni makaronat dhe ziejini për 2 minuta të tjera.
h) Kulloni zemrat e qiqrave dhe angjinares përpara se t'i shtoni në tigan me domatet e prera në kubikë, lëngun e perimeve dhe gjysmë lugë çaji kripë.
i) Shtoni majdanoz në tigan, duke rezervuar pak për të spërkatur mbi pjatën e përfunduar.
j) Përziejini të gjithë përbërësit në tigan derisa të kombinohen në mënyrë të barabartë.
k) Lëreni të ziejë dhe më pas zvogëloni zierjen për 20 minuta.
l) Hiqni kapakun, lëreni me pirun dhe zbukurojeni me majdanozin e mbetur të grirë.
m) Pritini limonin në copa dhe shtrydhni lëngun mbi çdo porcion.

68. Makarona pa kube

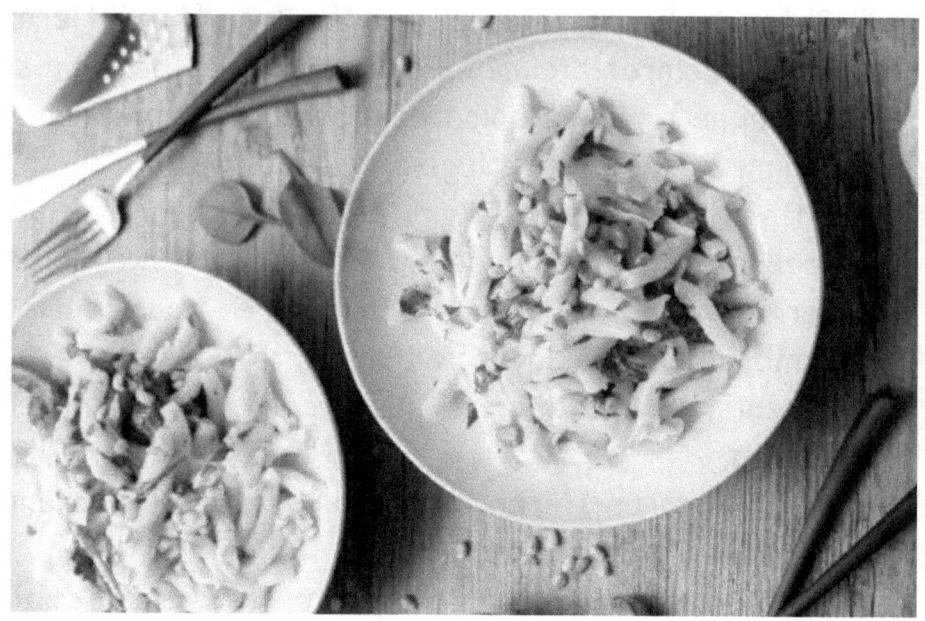

Bën: 4 porcione

PËRBËRËSIT:
- 8 ons makarona hikërror
- Kanaçe 14 ons me zemra angjinare, të copëtuara
- 1 grusht mente të freskët, të grirë
- ½ filxhan qepë jeshile të copëtuar
- 2 lugë fara luledielli
- 4 lugë vaj ulliri ekstra të virgjër

UDHËZIME:
a) Zieni një tenxhere me ujë.
b) Gatuani makaronat për 8 deri në 12 minuta, në varësi të udhëzimeve të paketimit.
c) Kur makaronat të jenë gati i kullojmë dhe i vendosim në një tas.
d) Kombinoni angjinaret, nenexhikun, qepën e gjelbër dhe farat e luledillit në një tas.
e) Spërkateni me vaj ulliri dhe përzieni.

69. Rizoto me oriz kafe

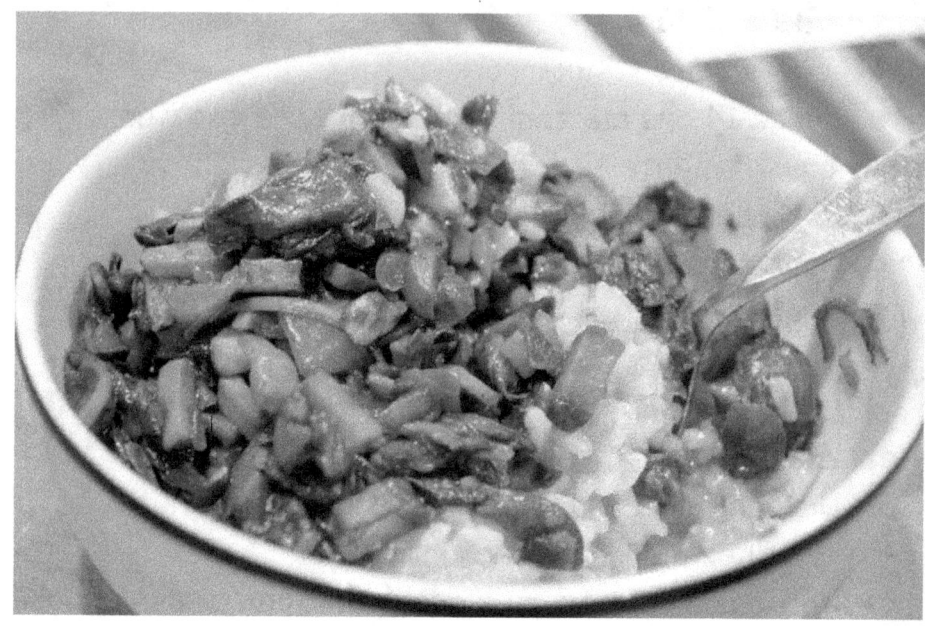

Bën: 4 porcione

PËRBËRËSIT:
- 1 lugë gjelle vaj ulliri ekstra të virgjër
- 2 thelpinj hudhre, te grira
- 1 domate, e prerë
- 3 grushta spinaq bebe
- 1 filxhan kërpudha, të copëtuara
- 2 gota lule brokoli
- Kripë dhe piper, për shije
- 2 gota oriz të zier
- Pini shafran

PËR TË SHËRBUAR
- Parmixhan i grirë
- Thekon djegës të kuq

UDHËZIME:
a) Ngrohni vajin në një tigan mbi nxehtësinë mesatare.
b) Kaurdisni hudhrën derisa të fillojë të marrë ngjyrë të artë.
c) Përzieni në domate, spinaq, kërpudha dhe brokoli së bashku me kripë dhe piper; gatuaj derisa perimet të jenë të buta.
d) Përzieni orizin dhe shafranin, duke lejuar që lëngu i perimeve të zhytet në oriz.
e) Shërbejeni të ngrohtë ose të ftohtë, me parmixhan dhe thekon piper të kuq.

70. Quinoa Tabbouleh

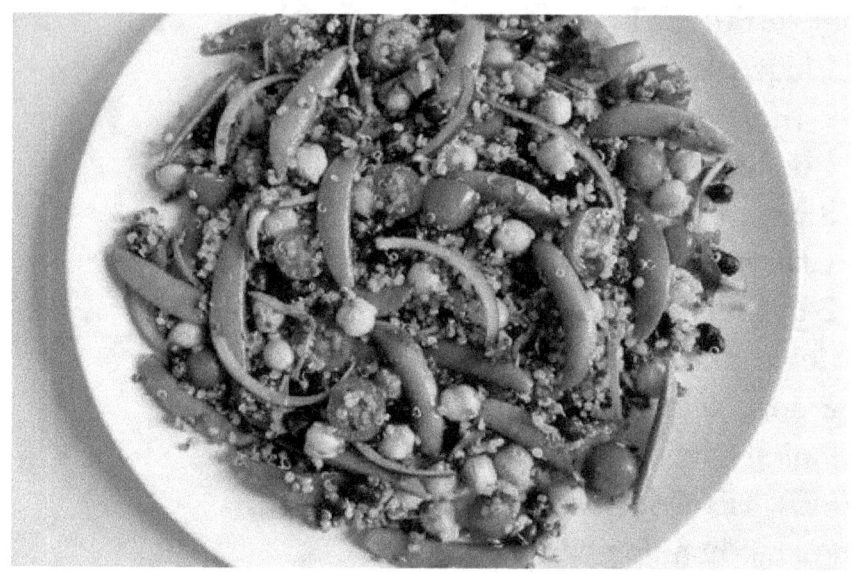

Bën: 2 porcione

PËRBËRËSIT:
- ½ filxhan quinoa të gatuar
- 2 tufa majdanoz të grirë hollë
- ½ qepë e bardhë, e prerë në kubikë
- 1 domate e prerë në kubikë
- 1 lugë gjelle vaj ulliri ekstra të virgjër
- Lëng nga 1 limon

UDHËZIME:
a) Përzieni quinoan, majdanozin, qepën dhe domatet në një tas.
b) Vishen me vaj ulliri dhe lëng limoni.
c) Përziejini dhe shijoni.

71. Meli, orizi dhe shega

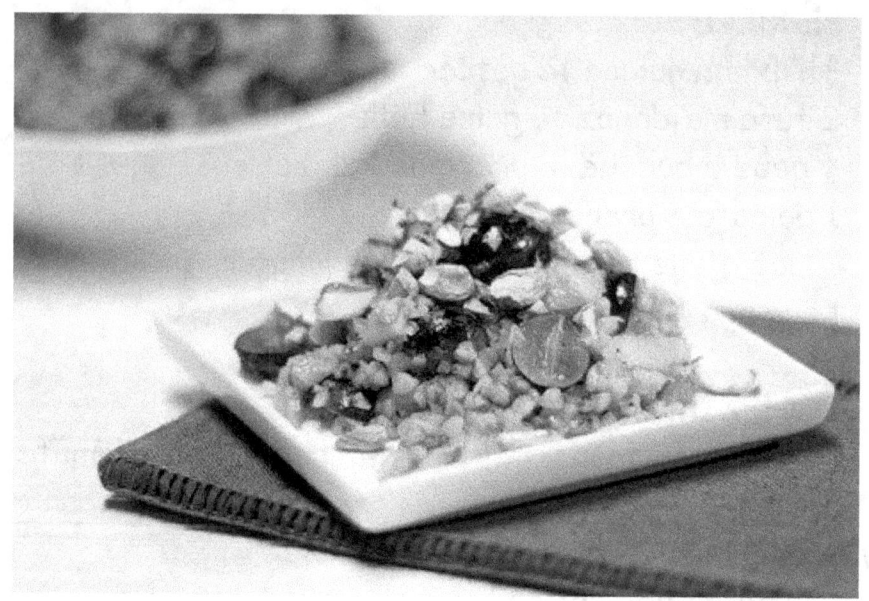

Bën: 2 porcione

PËRBËRËSIT:
- 2 gota poh të hollë
- 1 filxhan meli ose oriz i fryrë
- 1 filxhan dhallë vegan
- ½ filxhan copa shege
- 5-6 gjethe kerri
- ½ lugë çaji fara mustarde
- ½ lugë çaji fara qimnoni
- ⅛ lugë çaji asafoetida
- 5 lugë çaji vaj
- Sheqer për shije
- Kripë për shije
- Kokosi i freskët ose i tharë - i grirë
- Gjethet e freskëta të koriandrit

UDHËZIME:
a) Ngrohni vajin dhe më pas shtoni farat e sinapit.
b) Shtoni farat e qimnonit, asafoetida dhe gjethet e kerit kur ato të dalin.
c) Vendoseni poh-in në një tas.
d) Përzieni në përzierjen e erëzave të vajit, sheqerin dhe kripën.
e) Kur pohe të jetë ftohur, bashkojeni me kosin, korianderin dhe kokosin.
f) Shërbejeni të zbukuruar me koriandër dhe kokos.

KURSI KRYESOR: KURRI

72.Curry kungull me fara pikante

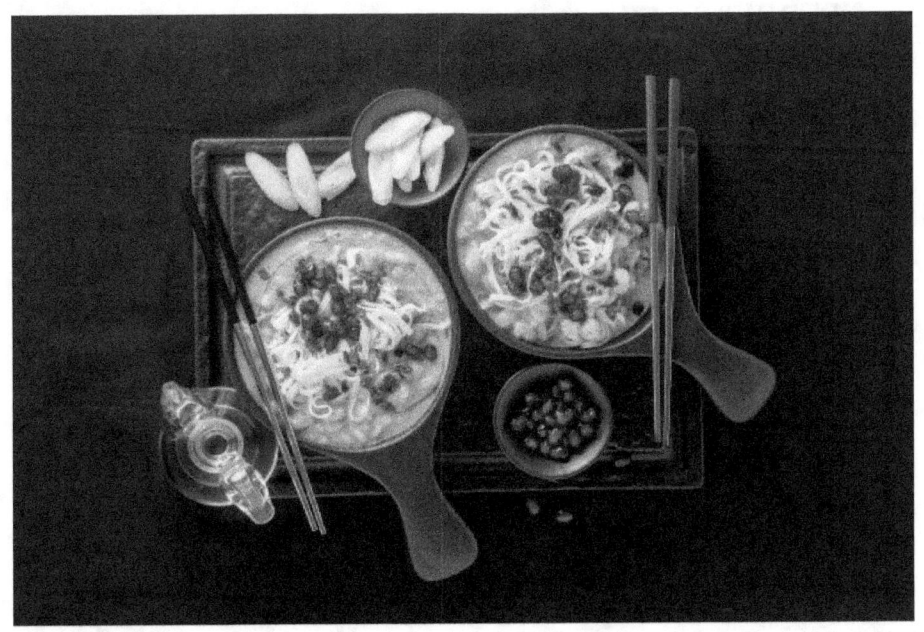

Bën: 4 porcione

PËRBËRËSIT:
- 3 gota kungull - të prerë në copa
- ¼ lugë fara fenugreek
- ¼ lugë fara kopër
- 2 luge vaj
- Pinch asafoetida
- 5-6 gjethe kerri
- ½ lugë gjelle xhenxhefil të grirë
- Gjethet e freskëta të koriandrit
- 1 lugë gjelle pastë tamarindi
- ½ lugë fara mustarde
- ½ lugë fara qimnoni
- 2 lugë gjelle - kokos i thatë, i bluar
- 2 lugë gjelle kikirikë të bluar të pjekur
- Kripë dhe sheqer kaf ose kafshatë për shije

UDHËZIME:
a) Në një tenxhere të vogël ngrohni vajin dhe shtoni farat e sinapit.
b) Shtoni qimnon, fenugreek, asafoetida, xhenxhefil, gjethe kerri dhe kopër kur të dalin.
c) Skuqeni për 30 sekonda.
d) Shtoni kungullin dhe kripën.
e) Hidhni në të pastën e tamarindit ose ujin që përmban tulin.
f) Shtoni jaggery dhe sheqer kaf.
g) Përzieni pluhurin e bluar të kokosit dhe kikirikut.

h) Gatuani për disa minuta më gjatë.
i) Dekoroni me koriandër.

73. Bamje kerri

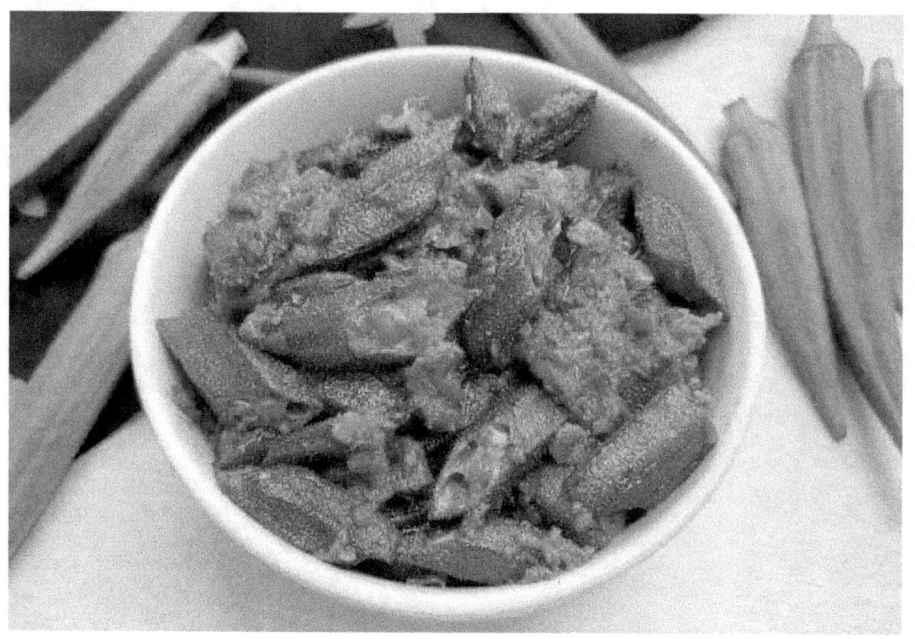

Bën: 4 porcione

PËRBËRËSIT:
- 2 gota bamje të prera në copa një cm
- 2 lugë gjelle xhenxhefil të grirë
- 1 lugë fara mustarde
- ½ lugë fara qimnoni
- 2 luge vaj
- Kripë për shije
- Pinch asafoetida
- 2-3 lugë gjelle pluhur kikiriku të pjekur
- Gjethet e koriandrit

UDHËZIME:
a) Në një tenxhere të vogël ngrohni vajin dhe shtoni farat e sinapit.
b) Kur të fillojnë të skuqen, shtoni qimnon, asafoetida dhe xhenxhefil.
c) Përzieni bamjet dhe kripën derisa të zbuten.
d) Gatuani për 30 sekonda të tjera pasi të keni shtuar pluhurin e kikirikut.
e) Dekoroni me gjethe koriandër përpara se ta shërbeni.

74. Curry me perime kokosi

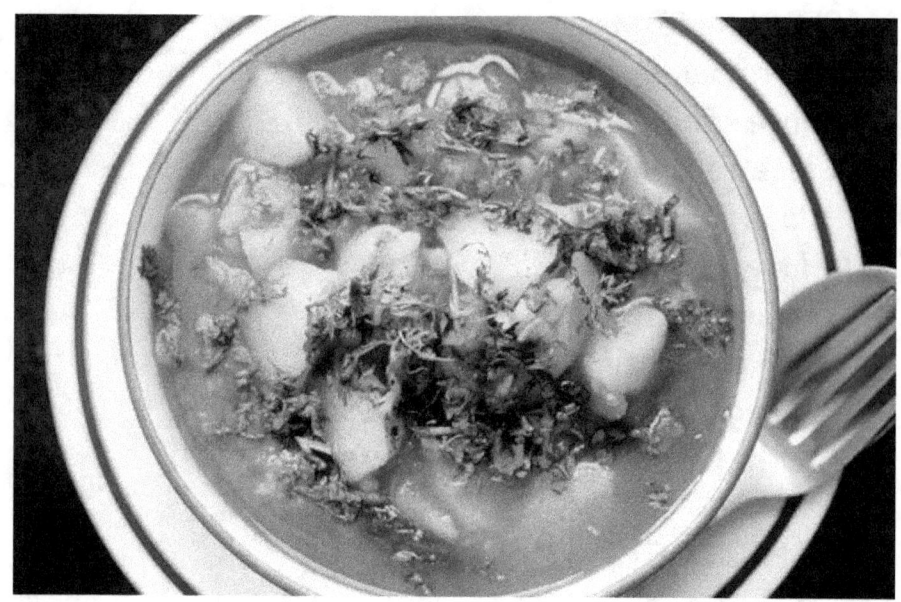

Bën: 4 porcione

PËRBËRËSIT:
- Patate me madhësi 2, të prera në kubikë
- 1½ filxhan lulelakër, të prerë në lule
- 3 domate r të prera në copa
- 1 luge vaj
- 1 lugë fara mustarde
- 1 lugë fara qimnoni
- 5-6 gjethe kerri
- Majë shafran i Indisë
- 1 lugë gjelle xhenxhefil të grirë
- Gjethet e freskëta të koriandrit
- Kripë për shije
- Kokosi i freskët ose i tharë - i grirë

UDHËZIME:
a) Ngrohni vajin dhe përzieni me farat e sinapit.
b) Shtoni erëzat e mbetura dhe gatuajeni për 30 sekonda.
c) Shtoni lulelakrën, domaten dhe patatet, së bashku me pak ujë, mbulojeni dhe ziejini derisa të zbuten, duke i përzier herë pas here.
d) Përzieni gjethet e arrës së kokosit, kripës dhe koriandrit.

75. Curry me perime bazë

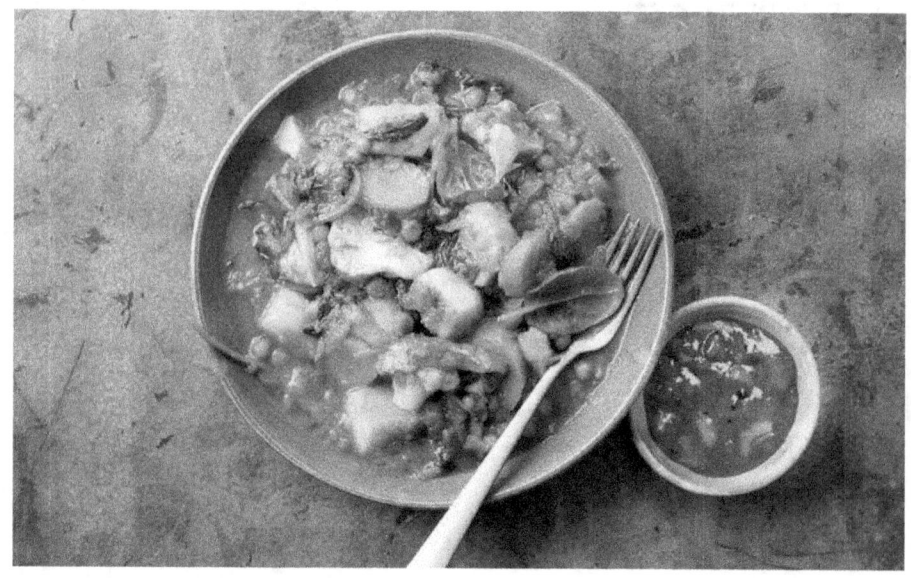

Bën: 4 porcione

PËRBËRËSIT:
- 250 gram perime, të copëtuara
- 1 lugë çaji vaj
- ½ lugë çaji fara mustarde
- ½ lugë çaji fara qimnoni
- Pinch asafoetida
- 4-5 gjethe kerri
- ¼ lugë çaji shafran i Indisë
- ½ lugë çaji pluhur koriandër
- Pinch pluhur djegës
- Xhenxhefil i grirë
- Gjethet e freskëta të koriandrit
- Sheqeri / gjiri dhe kripë për shije
- Kokosi i freskët ose i tharë

UDHËZIME:
a) Ngrohni vajin dhe përzieni me farat e sinapit.
b) Shtoni qimnonin, xhenxhefilin dhe erëzat e mbetura kur të skuqen.
c) Shtoni perimet dhe ziejini derisa të zbuten.
d) Shtoni pak ujë, mbuloni tenxheren dhe ziejini.
e) Shtoni sheqerin, kripën, kokosin dhe koriandërin pasi të jenë zier perimet.

76. Fasule e zezë dhe kerri kokosi

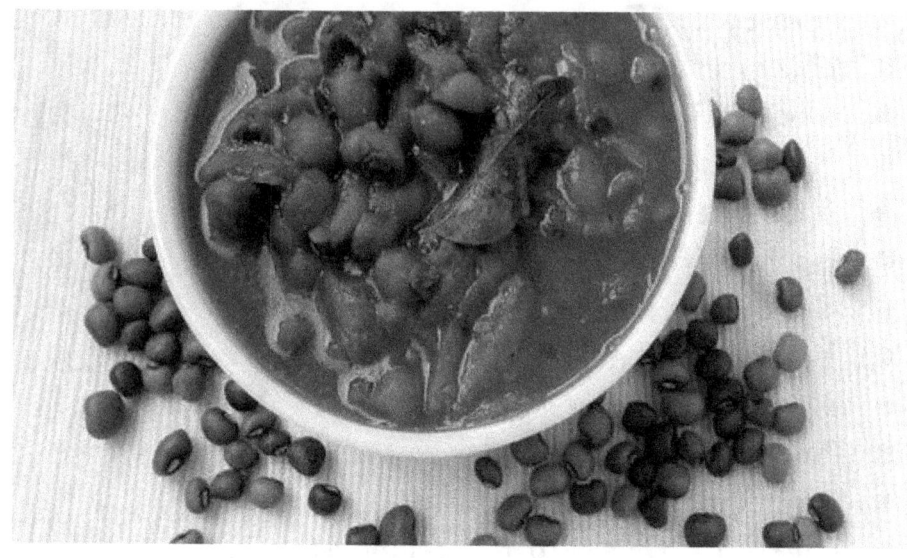

Bën: 4 porcione

PËRBËRËSIT:
- ½ filxhan fasule të zeza, të njomura gjatë natës
- 2 gota ujë
- 1 luge vaj
- 1 lugë fara mustarde
- 1 lugë fara qimnoni
- 1 lugë gjelle asafoetida
- 1 lugë gjelle xhenxhefil të grirë
- 5-6 gjethe kerri
- 1 lugë shafran i Indisë
- 1 lugë gjelle pluhur koriandër
- 2 domate, të prera
- 2 lugë gjelle pluhur kikiriku të pjekur
- Gjethet e freskëta të koriandrit
- Kokos i freskët, i grirë
- Sheqeri dhe kripë për shije

UDHËZIME:
a) Gatuani fasulet në një tenxhere me presion ose në një tenxhere në sobë.
b) Në një tenxhere të vogël ngrohni vajin dhe shtoni farat e sinapit.
c) Shtoni farat e qimnonit, asafoetidën, xhenxhefilin, gjethet e kerit, shafranin e Indisë dhe pluhurin e korianderit kur të skuqen.
d) Përzieni pluhurin e kikirikut të pjekur dhe domatet.
e) Shtoni fasulet dhe ujin.

f) Vazhdoni të përzieni herë pas here derisa ushqimi të jetë gatuar plotësisht.
g) I rregullojmë me sheqer dhe kripë dhe sipër i hedhim gjethet e koriandrit dhe kokosit.

77. Curry me lulelakër kokosi

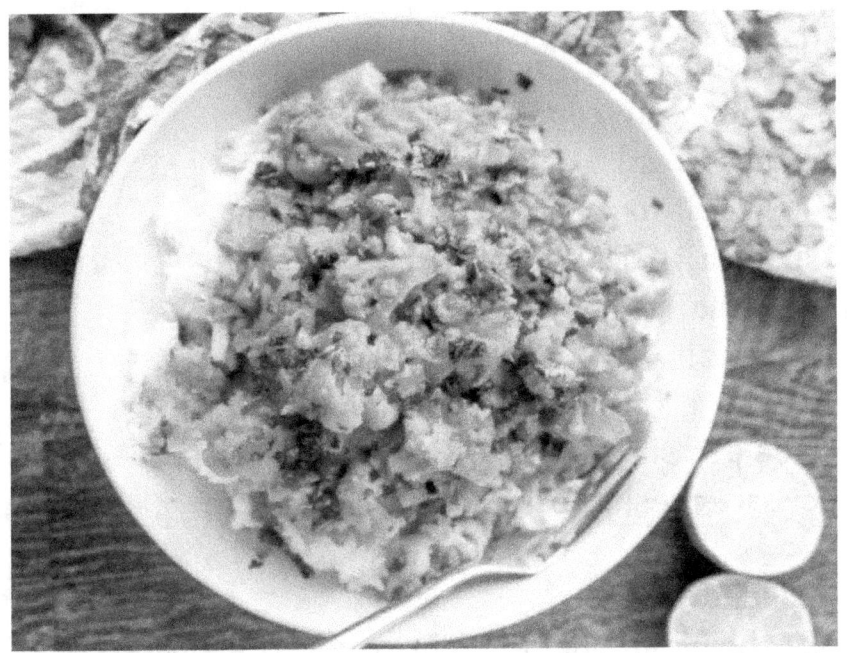

Bën: 4 porcione

PËRBËRËSIT:
- 3 gota lulelakër - të prera në lule
- 2 domate - të copëtuara
- 1 lugë çaji vaj
- 1 lugë çaji fara mustarde
- 1 lugë çaji fara qimnoni
- Majë shafran i Indisë
- 1 lugë çaji xhenxhefil të grirë
- Gjethet e freskëta të koriandrit
- Kripë për shije
- Kokosi i freskët ose i tharë - i grirë

UDHËZIME:
a) Ngrohni vajin dhe përzieni me farat e sinapit.
b) Shtoni erëzat e mbetura dhe gatuajeni për 30 sekonda.
c) Shtoni domatet dhe ziejini për 5 minuta.
d) Shtoni lulelakrën dhe pak ujë, mbulojeni dhe gatuajeni duke e përzier herë pas here derisa të zbutet.
e) Shtoni kokosin, kripën dhe gjethet e korianderit.

78. Curry me lulelakra dhe patate

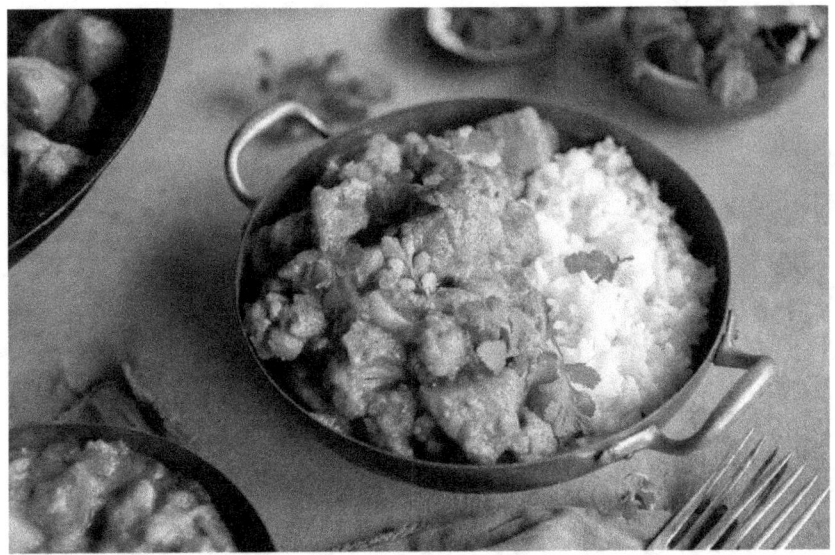

Bën: 4 porcione

PËRBËRËSIT:
- 2 gota lulelakër, të prera në lule
- Patate me madhësi 2, të prera në kubikë
- 1 lugë çaji vaj
- 1 lugë çaji fara mustarde
- 1 lugë çaji fara qimnoni
- 5-6 gjethe kerri
- Majë shafran i Indisë
- 1 lugë çaji xhenxhefil të grirë
- Gjethet e freskëta të koriandrit
- Kripë për shije
- Kokosi i freskët ose i tharë - i grirë
- Lëng limoni - për shije

UDHËZIME:
a) Ngrohni vajin dhe përzieni me farat e sinapit.
b) Shtoni erëzat e mbetura dhe gatuajeni për 30 sekonda.
c) Shtoni lulelakrën dhe pataten, së bashku me pak ujë, mbulojeni dhe ziejini pothuajse derisa të jenë gati duke i përzier herë pas here.
d) Zbulojeni dhe gatuajeni derisa perimet të zbuten dhe uji të ketë avulluar.
e) Përfshini kokosin, kripën, gjethet e koriandrit dhe lëngun e limonit.

79. Patate, lulelakër dhe kerri me domate

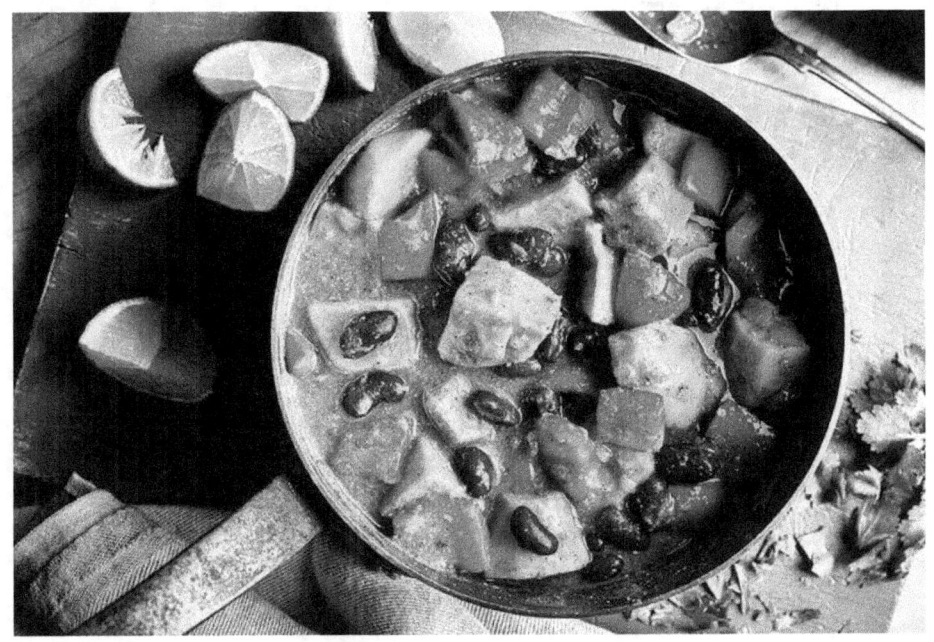

Bën: 3-4 porcione

PËRBËRËSIT:
- 2 patate, të prera në kubikë
- 1½ filxhan lulelakër, të prerë në lule
- 3 domate, të prera në copa
- 1 lugë çaji vaj
- 1 lugë çaji fara mustarde
- 1 lugë çaji fara qimnoni
- 6 gjethe kerri
- Majë shafran i Indisë
- 1 lugë çaji xhenxhefil të grirë
- Gjethet e freskëta të koriandrit
- Kripë për shije
- Kokosi i freskët ose i tharë - i grirë

UDHËZIME:
a) Ngrohni vajin dhe përzieni me farat e sinapit.
b) Shtoni erëzat e mbetura dhe gatuajeni për 30 sekonda.
c) Ziej, duke e përzier herë pas here.
d) Shtoni lulelakrën, domatet, patatet dhe ujin.
e) Përfundoni me gjethet e arrës së kokosit, kripës dhe korianderit.

80. Kari i përzier me perime dhe thjerrëza

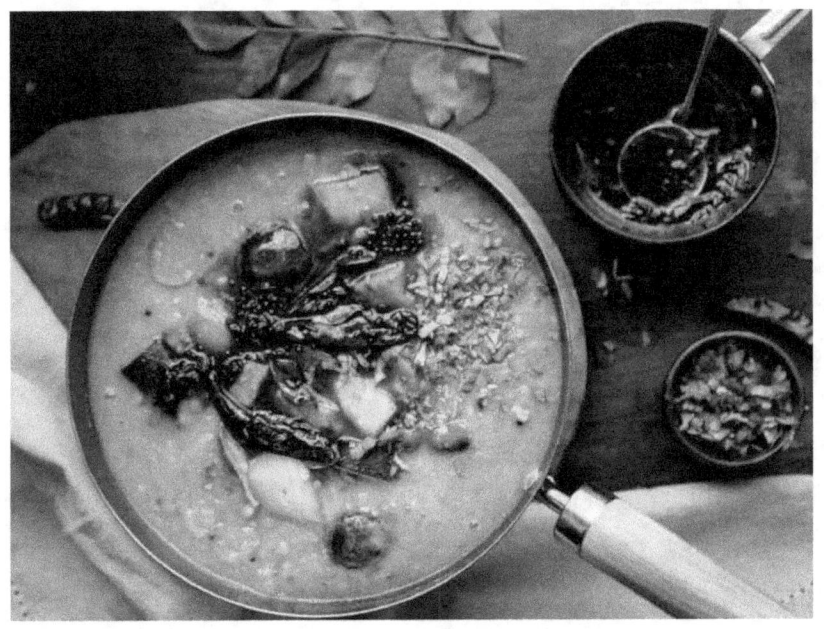

Bën: 4 porcione

PËRBËRËSIT:
- ¼ filxhan toor ose mung dal
- ½ filxhan perime - të prera në feta
- 1 gotë ujë
- 2 lugë çaji vaj
- ½ lugë çaji fara qimnoni
- ½ lugë çaji xhenxhefil të grirë
- 5-6 gjethe kerri
- 2 domate - të copëtuara
- Limon ose tamarind për shije
- Jaggery për shije
- ½ kripë ose për shije
- Sambhar masala
- Gjethet e koriandrit
- Kokosi i freskët ose i tharë

UDHËZIME:
a) Në një tenxhere me presion, ziejini perimet dhe perimet për 20 minuta.
b) Ngrohni vajin në një tigan të veçantë dhe shtoni farat e qimnonit, xhenxhefilin dhe gjethet e kerit.
c) Gatuani për 34 minuta pasi të keni shtuar domatet.
d) Shtoni përzierjet sambhar masala dhe perime dal.
e) Lëreni të ziejë për një minutë, më pas shtoni tamarind ose limon, jaggery dhe kripë.
f) Ziejini për 23 minuta të tjera.
g) Dekoroni me kokos dhe koriandër.

81. Kari me domate

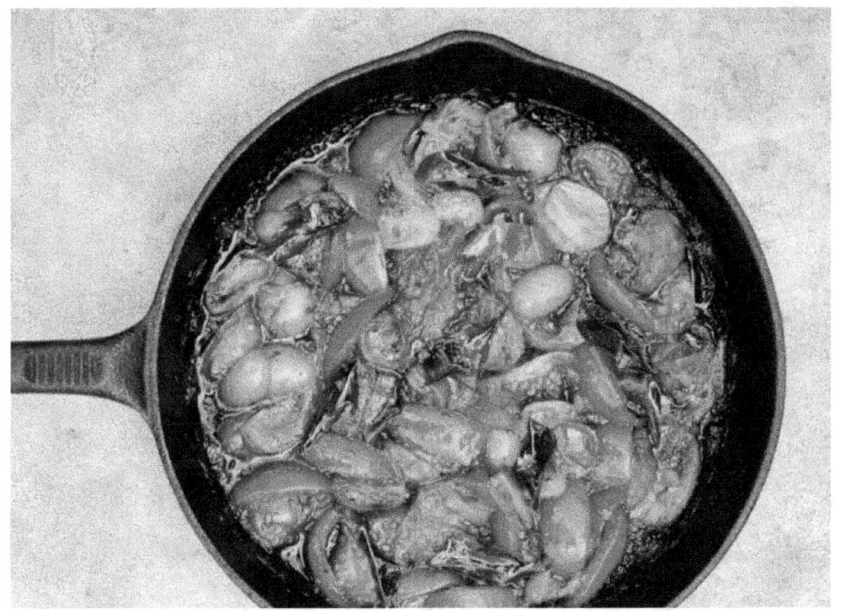

Bën: 4 porcione

PËRBËRËSIT:
- 250 gr domate, të prera
- 1 lugë çaji vaj
- ½ lugë çaji fara mustarde
- ½ lugë çaji fara qimnoni
- 4-5 gjethe kerri
- Majë shafran i Indisë
- Pinch asafoetida
- 1 lugë çaji xhenxhefil të grirë
- 1 patate - e gatuar dhe e grirë
- 1 deri në 2 lugë gjelle pluhur kikiriku të pjekur
- 1 lugë gjelle kokos të thatë
- Sheqer dhe kripë për shije
- Gjethet e koriandrit

UDHËZIME:
a) Në një tenxhere të vogël ngrohni vajin dhe shtoni farat e sinapit.
b) Shtoni qimnonin, gjethet e kerit, shafranin e Indisë, asafoetida dhe xhenxhefilin.
c) Shtojmë domaten dhe e trazojmë herë pas here derisa të piqet.
d) Shtoni purenë e patateve, pluhurin e kikirikut të pjekur, sheqerin, kripën dhe kokosin.
e) Gatuani edhe 1 minutë.
f) E zbukurojmë me gjethe koriandër të freskët dhe e shërbejmë.

82. Curry pagur e bardhë

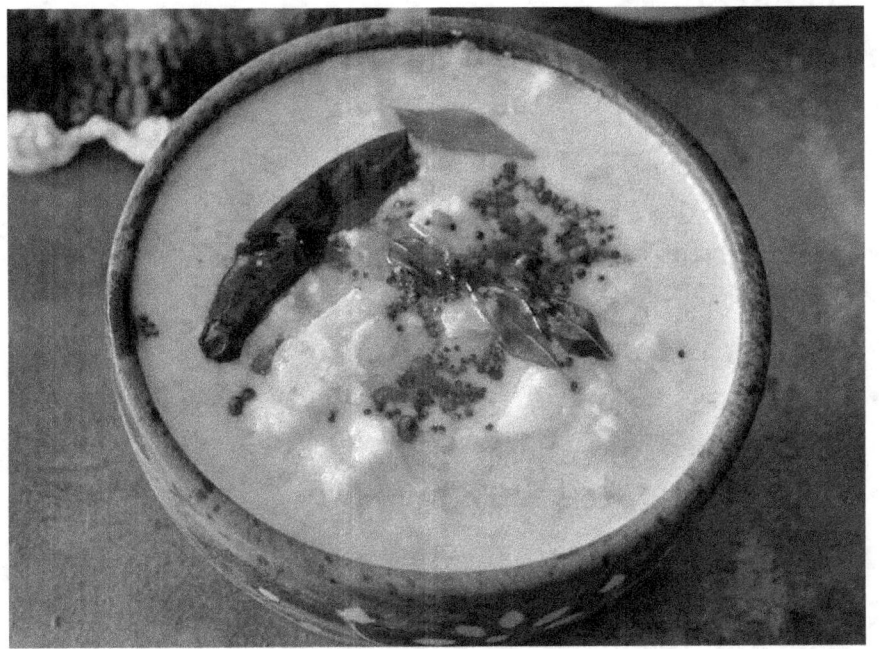

Bën: 4 porcione

PËRBËRËSIT:
- 250 g ra ms pagur e bardhë
- 1 lugë çaji vaj
- ½ lugë çaji fara mustarde
- ½ lugë çaji fara qimnoni
- 4-5 gjethe kerri
- Majë shafran i Indisë
- Pinch asafoetida
- 1 lugë çaji xhenxhefil të grirë
- 1 deri në 2 lugë gjelle pluhur kikiriku të pjekur
- Sheqer kaf dhe kripë për shije

UDHËZIME:
a) Në një tenxhere të vogël ngrohni vajin dhe shtoni farat e sinapit.
b) Shtoni qimnonin, gjethet e kerit, shafranin e Indisë, asafoetida dhe xhenxhefilin.
c) Shtoni kungullin e bardhë dhe pak ujë, mbulojeni dhe ziejini duke e përzier herë pas here derisa kungulli të zbutet.
d) Gatuani edhe një minutë pasi shtoni pluhurin e kikirikut të pjekur, sheqerin dhe kripën.

83. Pjepër dimëror i pjekur

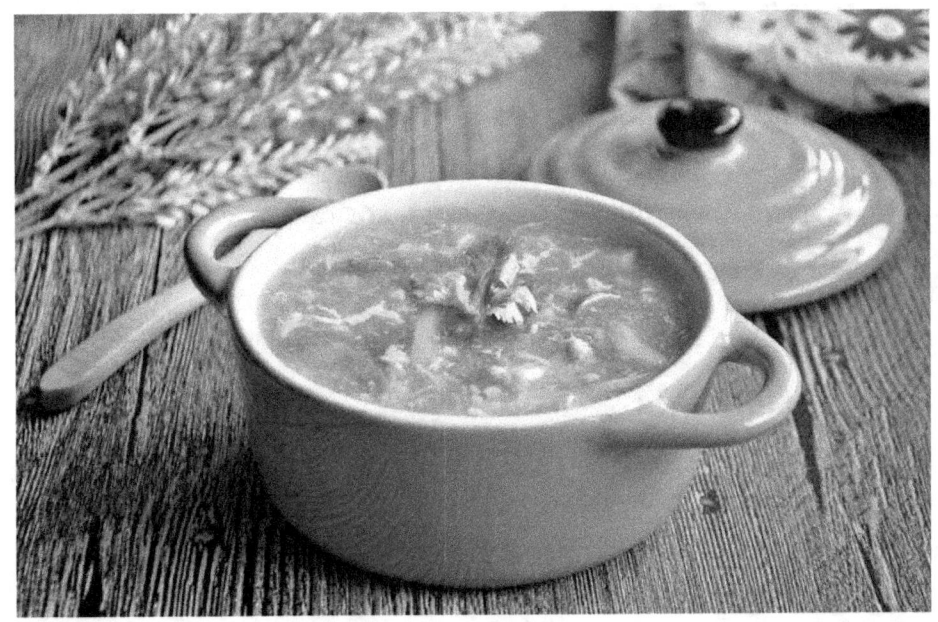

Bën: 3 porcione

PËRBËRËSIT:

- 2 luge vaj
- ½ lugë çaji asafoetida
- 1 lugë çaji fara qimnoni
- ½ lugë çaji pluhur shafran i Indisë
- 1 pjepër dimëror, lëkura e mbetur, e prerë në kubikë
- 1 domate e prerë në kubikë

UDHËZIME:

a) Ngrohni vajin në një tigan të thellë dhe të rëndë mbi nxehtësinë mesatare.
b) Shtoni asafoetida, qimnon dhe shafran i Indisë dhe gatuajeni për 30 sekonda, ose derisa farat të ziejnë.
c) Shtoni pjeprin e dimrit.
d) Shtoni domaten dhe ziejini për 15 minuta.
e) E heqim tiganin nga zjarri.
f) Rregulloni kapakun që të mbulojë plotësisht tiganin dhe lëreni mënjanë për 10 minuta.

84. Kari i frymëzuar nga Sambhar me sobë

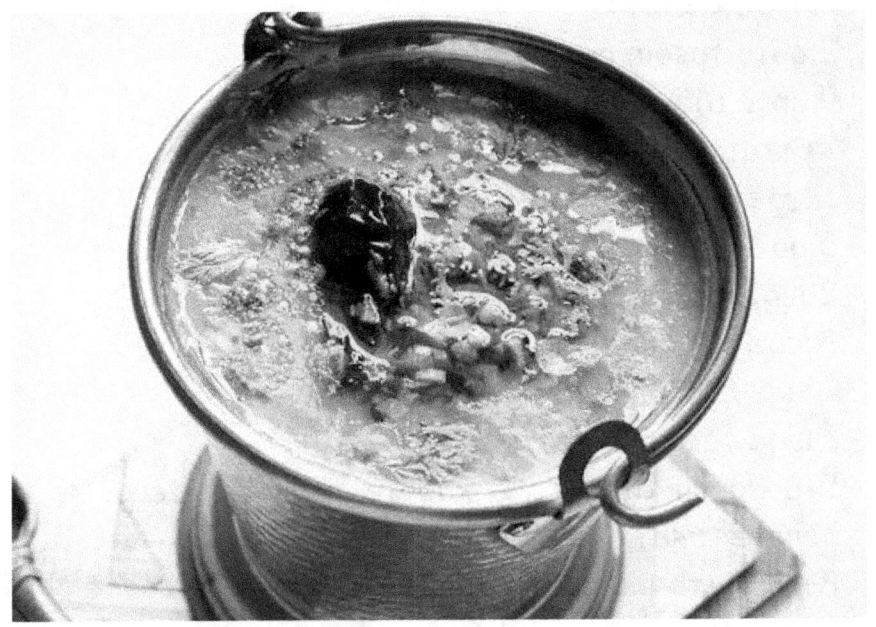

Bën: 9

PËRBËRËSIT:
- 2 gota fasule ose thjerrëza të ziera
- 9 gota ujë
- 1 patate e qëruar dhe e prerë në kubikë
- 1 lugë çaji pastë tamarindi
- 5 gota perime, të prera në kubikë dhe të grira
- 2 lugë gjelle Sambhar Masala
- 1 luge vaj
- 1 lugë çaji pluhur asafoetida
- 1 lugë fara mustardë të zezë
- 5-8 speca djegës të kuq të tharë të tëra, të prera përafërsisht
- 8-10 gjethe kerri të freskëta, të prera trashë
- 1 lugë çaji pluhur chili i kuq ose kajen
- 1 lugë gjelle kripë deti të trashë

UDHËZIME:
a) Kombinoni fasulet ose thjerrëzat, ujin, patatet, tamarindin, perimet dhe Sambhar Masala në një tenxhere mbi nxehtësinë mesatare.
b) Lëreni të vlojë.
c) Ziejini për 15 minuta, ose derisa perimet të thahen dhe të zbuten.
d) Ngrohni vajin në një tigan mbi nxehtësinë mesatare.
e) Shtoni asafoetida dhe farat e sinapit.
f) Sapo farat fillojnë të dalin, shtoni specin djegës të kuq dhe gjethet e kerit.
g) Gatuani edhe për 2 minuta, duke e përzier shpesh.

h) Kur gjethet e kerit të fillojnë të skuqen dhe të përkulen, shtoni ato tek thjerrëzat.
i) Gatuani edhe 5 minuta të tjera.
j) Shtoni kripën dhe pluhurin e kuq djegës.

85. dhe thjerrëza Punjabi Curried

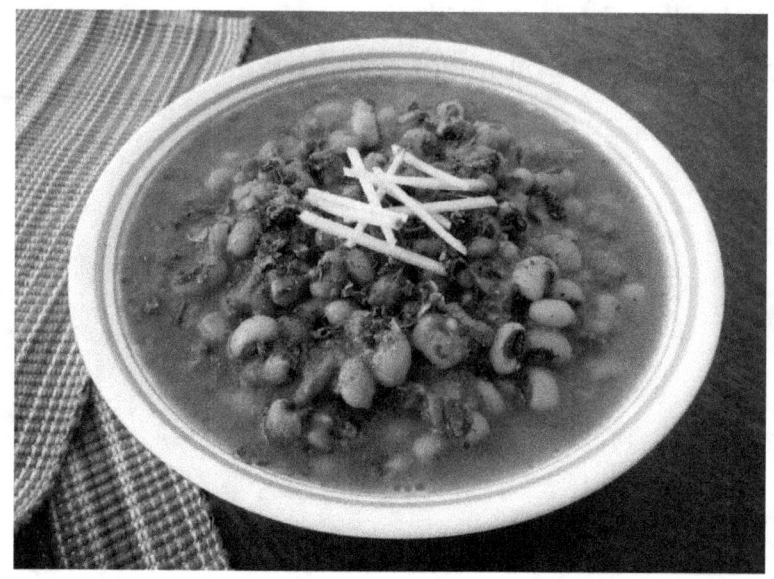

Bën: 7

PËRBËRËSIT:
- 1 qepë e verdhë ose e kuqe, e qëruar dhe e prerë fort
- 1 copë rrënjë xhenxhefili, e qëruar dhe e prerë përafërsisht
- 4 thelpinj hudhra, të qëruara dhe të prera
- 2-4 chiles jeshile Thai, serrano ose cayenne
- 2 luge vaj
- ½ lugë çaji asafoetida
- 2 lugë çaji fara qimnoni
- 1 lugë çaji pluhur shafran i Indisë
- 1 shkop kanelle
- 2 karafil të tërë
- 1 bisht i zi kardamom
- 2 domate të qëruara dhe të prera në kubikë
- 2 lugë pastë domate
- 2 gota thjerrëza të gatuara
- 2 gota fasule të ziera
- 2 gota ujë
- 2 lugë çaji kripë deti të trashë
- 2 lugë çaji garam masala
- 1 lugë çaji pluhur chili i kuq ose kajen
- 2 lugë gjelle cilantro të freskët të grirë

UDHËZIME:
a) Përzieni qepën, rrënjën e xhenxhefilit, hudhrën dhe specin djegës në një pastë me ujë në një përpunues ushqimi.

b) Ngrohni vajin në një tigan të thellë dhe të rëndë mbi nxehtësinë mesatare.
c) Shtoni asafoetida, qimnon, shafran i Indisë, kanellën, karafilin dhe kardamonin në tigan.
d) Gatuani për 30 sekonda, ose derisa masa të skuqet.
e) Shtoni ngadalë pastën e qepës.
f) Gatuani derisa të marrë ngjyrë kafe, rreth 2 minuta, duke e përzier herë pas here.
g) Shtoni domatet, pastën e domates, thjerrëzat dhe fasulet, ujin, kripën, garam masala dhe kilin e kuq.
h) Lëreni përzierjen të ziejë, më pas uleni në zjarr të ulët dhe vazhdoni të gatuani për 10 minuta.
i) Hiqni të gjitha erëzat.
j) Shërbejeni me cilantro.

86. Spinaq, kungull dhe kerri domate

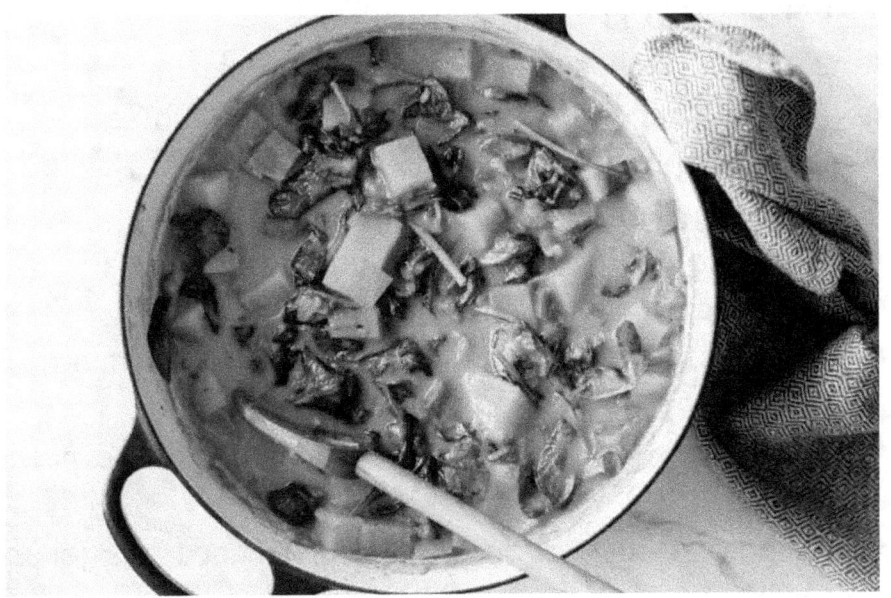

Bën: 4

PËRBËRËSIT:
- 2 lugë vaj kokosi të virgjër ose të parafinuar
- ½ qepë e verdhë mesatare, e prerë në kubikë
- 3 thelpinj hudhre, te grira
- 2 lugë gjelle xhenxhefil të grirë
- 2 lugë çaji pluhur kari të verdhë, erëz e butë
- 1 lugë çaji koriandër të bluar
- ¾ lugë çaji thekon piper të kuq, shih shënimin në krye për erëzat
- 4 gota kunguj gjalpë të prera në kubikë, të prerë në kubikë
- Kanaçe 14 ons me domate të grimcuara të pjekura në zjarr
- ⅔ filxhan qumësht kokosi me yndyrë të plotë
- ¾ filxhan ujë
- 1 lugë çaji kripë kosher
- 4 deri në 5 gota spinaq bebe
- 4 deri në 5 gota oriz kafe të zier

UDHËZIME:
a) Nxehni një tenxhere mbi nxehtësinë mesatare-të lartë. Shtoni vajin e kokosit dhe më pas shtoni qepët. Ziejini qepët për rreth 2 minuta, derisa të fillojnë të zbuten. Shtoni hudhrën dhe xhenxhefilin dhe gatuajeni edhe një minutë.

b) Shtoni pluhurin e kerit, korianderin dhe thekonet e piperit të kuq dhe përzieni.

c) Shtoni kungujt e gjalpit të prerë në kubikë, domatet e grira, qumështin e kokosit, ujin dhe kripën.
d) Mbuloni tenxheren me kapak dhe lëreni gjithçka të ziejë.
e) Ulni nxehtësinë në mesatare dhe lërini kungujt të ziejnë për 15 minuta.
f) Pas 15 minutash shponi me një pirun një copë kungulli me gjalpë për të parë nëse kungulli është i butë.
g) Fikni zjarrin. Shtoni spinaqin baby dhe trazoni karin derisa spinaqi të fillojë të venihet.
h) Shërbejeni kerin në tasa me një anë orizi kaf ose kokrrën tuaj të preferuar.
i) Sipër shtoni kikirikë të grirë sipas dëshirës.

DESSERTS

87. Mus karobi me avokado

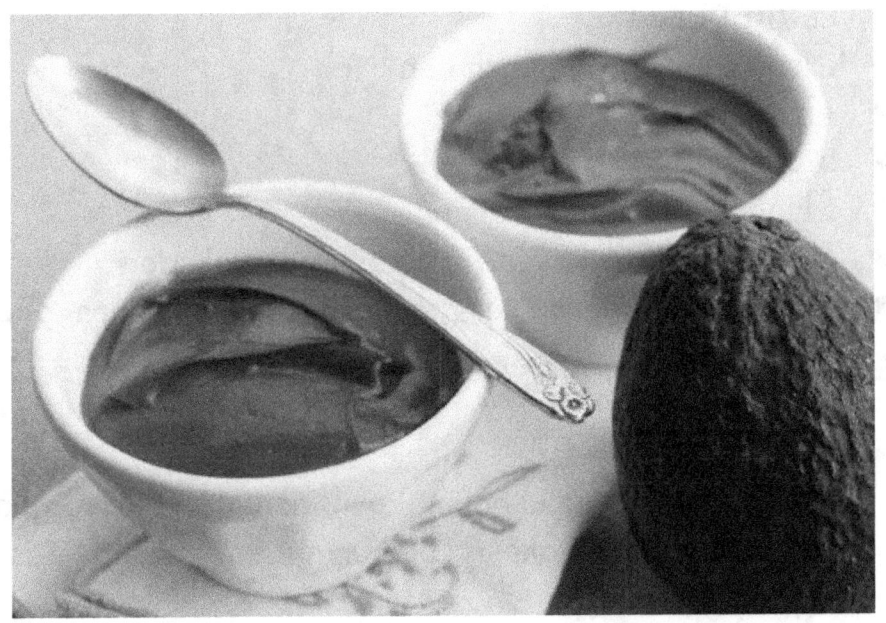

Bën: 1 porcion

PËRBËRËSIT:
- 1 lugë gjelle vaj kokosi, i shkrirë
- ½ filxhan ujë
- 5 data
- 1 lugë gjelle pluhur karob
- ½ lugë çaji fasule vanilje të bluar 1 avokado
- ¼ filxhan mjedra, të freskëta ose të ngrira dhe të shkrira

UDHËZIME:
a) Në një përpunues ushqimi, kombinoni ujin dhe hurmat.
b) Përzieni vajin e kokosit, pluhurin e karobit dhe fasulen e bluar të vaniljes.
c) Shtoni avokadon dhe përziejini për disa sekonda.
d) Shërbejeni me mjedra në një tas.

88. Manit dhe mollëve me erëza

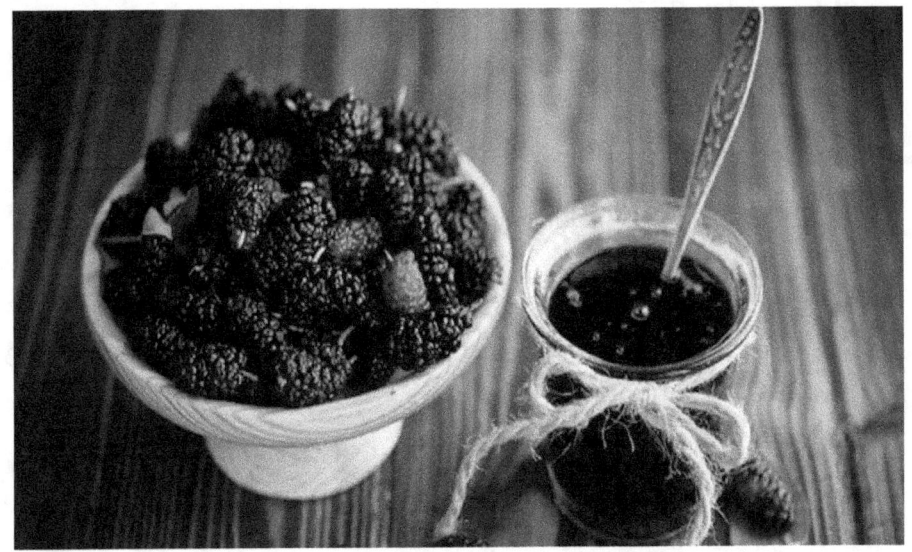

Bën: 2 porcione

PËRBËRËSIT:
- ½ lugë çaji kardamom
- 2 mollë
- 1 lugë çaji kanellë
- 4 lugë gjelle manit

UDHËZIME:

a) Mollët i grijmë në rende të trashë dhe i përziejmë me erëzat.

b) Shtoni manat dhe lërini të qëndrojnë për gjysmë ore para se t'i shërbeni.

89. Tortë me karrota të mprehta

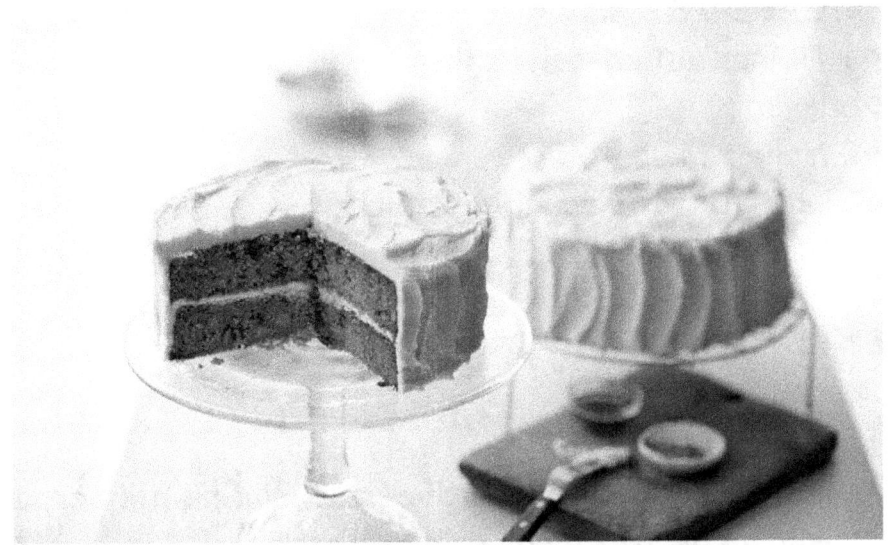

Bën: 4

PËRBËRËSIT:
- ¼ filxhan vaj kokosi, i shkrirë
- 6 karota
- 2 mollë të kuqe
- 1 lugë çaji fasule vanilje të bluar
- 4 hurma të freskëta
- 1 lugë gjelle lëng limoni lëvore e një limoni, e grirë imët
- 1 filxhan goji berries

UDHËZIME:
a) Pritini karotat në copa dhe vendosini në një përpunues ushqimi derisa të copëtohen trashë.
b) Përziejeni mollën, e cila është prerë në copa.
c) Shtoni përbërësit e mbetur dhe përpunoni derisa të kombinohen mirë.
d) Vendoseni brumin në një pjatë dhe ftohuni për disa orë përpara se ta shërbeni.
e) Sipër me goji berries.

90. Krem boronicë

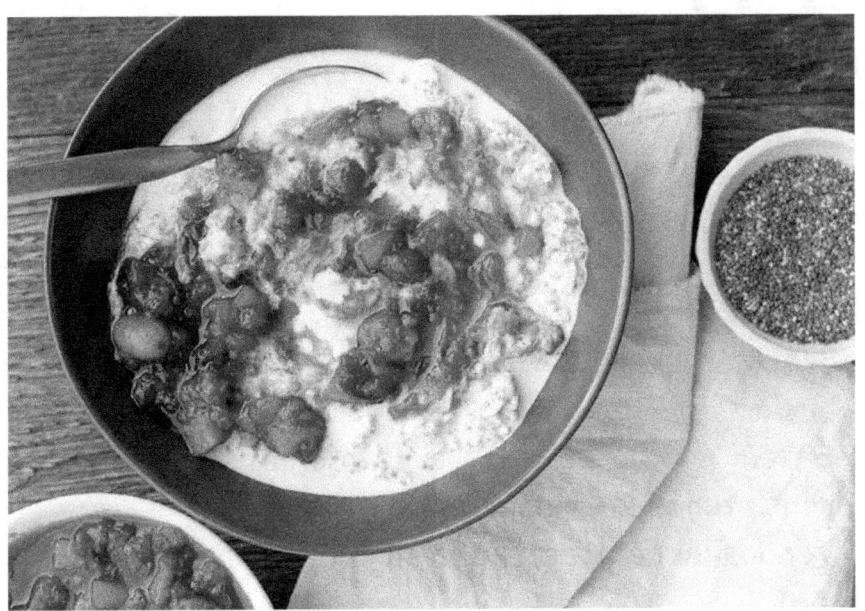

Bën: 1 porcion

PËRBËRËSIT:
- Një avokado
- 1½ filxhan boronicë, të njomur
- 2 lugë çaji lëng limoni
- ½ filxhan mjedra, të freskëta ose të ngrira

UDHËZIME:
a) Përzieni avokadon, boronicën e kuqe dhe lëngun e limonit.
b) Shtoni ujë nëse është e nevojshme për të marrë një konsistencë kremoze.
c) Vendoseni në një tas dhe sipër lyeni me mjedra.

91. banane , granola dhe kokrra të kuqe

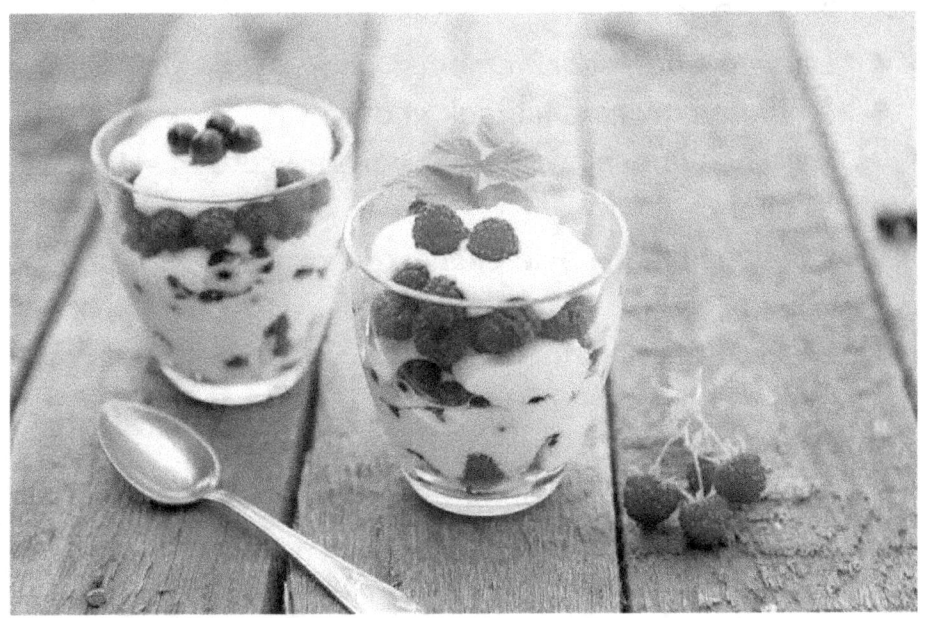

Bën: 2

PËRBËRËSIT:
- 1 lugë gjelle sheqer ëmbëlsirash
- ¼ filxhan granola me pak yndyrë
- 1 filxhan luleshtrydhe të prera në feta
- 1 banane
- Kos vegan me aromë ananasi 12 ons
- 2 lugë çaji ujë të nxehtë
- 1 lugë gjelle kakao, pa sheqer

UDHËZIME:
a) Shtroni jogurtin vegan, luleshtrydhet e prera në feta, bananet e prera në feta dhe granola në dy gota parfait.

b) Kombinoni kakaon, sheqerin e ëmbëlsirave dhe ujin derisa të jetë e qetë.

c) Shij shiu mbi çdo parfait.

92. Boronica dhe pjeshkë e freskët

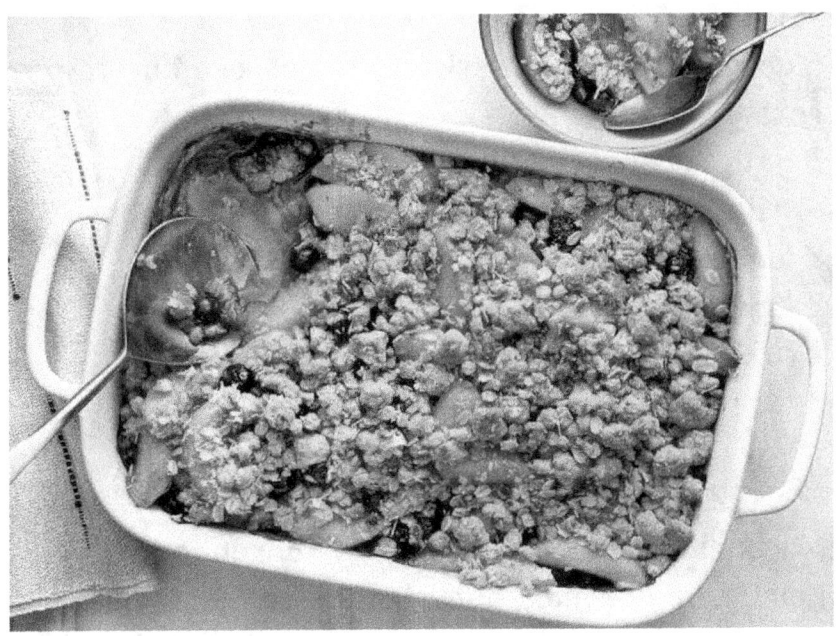

Bën: 8

PËRBËRËSIT:
- 6 gota pjeshkë të freskëta, të qëruara dhe të prera në feta
- 2 gota boronica të freskëta
- ⅓ filxhan plus ¼ filxhan sheqer kafe të hapur
- 2 luge miell bajame
- 2 lugë çaji kanellë, të ndara _
- 1 filxhan tërshërë pa gluten
- 3 lugë margarinë vaj misri

UDHËZIME:
a) Ngroheni furrën në 350 gradë Fahrenheit.
b) Kombinoni boronica dhe pjeshkë në një enë pjekjeje.
c) Kombinoni ⅓ filxhan sheqer kaf, miell bajamesh dhe 1 lugë çaji kanellë.
d) Hidhni pjeshkët dhe boronica për t'i kombinuar.
e) Përzieni tërshërën pa gluten, sheqerin e mbetur kaf dhe kanellën e mbetur.
f) Pritini në margarinë derisa të bëhet i thërrmueshëm, më pas spërkatni frutat.
g) Piqeni për 25 minuta.

93. Bollgur Brûlée

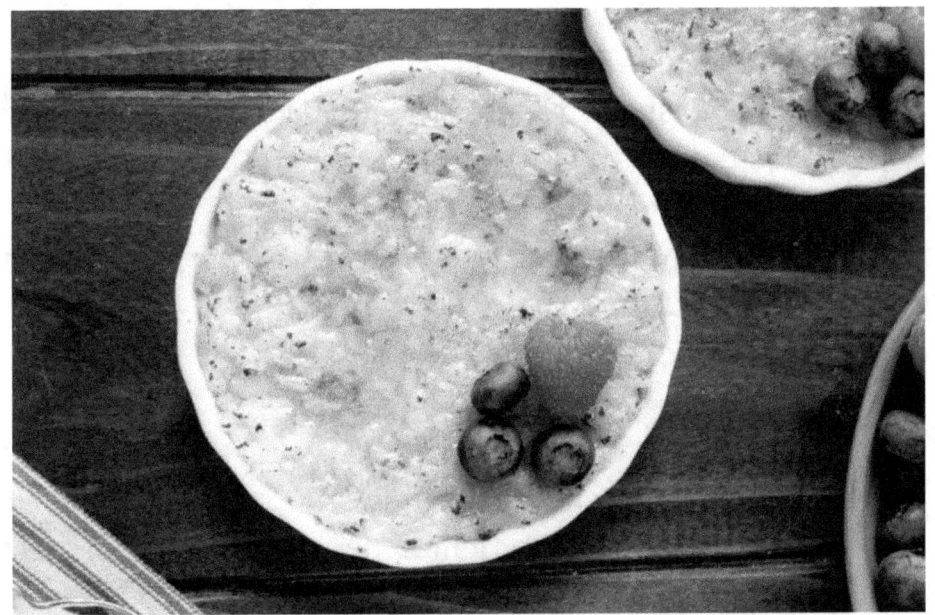

Bën: 6 racione

PËRBËRËSIT:
- 3 ¼ gota qumësht bajame
- 2 gota tërshërë të mbështjellë pa gluten
- 1 lugë çaji ekstrakt vanilje
- 1 lugë çaji kanellë
- 1 filxhan mjedra ose manaferra sipas zgjedhjes suaj
- 2 lugë arra, të grira
- 2 lugë sheqer kaf

UDHËZIME:
a) Ngrohni furrën në 350°F dhe shtroni format e kifleve.
b) Sillni qumështin e bajames në një tenxhere të ziejë; përzieni tërshërën dhe mbulojeni për 5 minuta.
c) Shtoni vaniljen dhe kanellën dhe përziejini që të bashkohen.
d) Mbushni çdo filxhan kifle përgjysmë me tërshërë.
e) Vendoseni në frigorifer për 20 minuta.
f) Mbi çdo filxhan tërshërë me manaferrat, arra dhe sheqer kaf.
g) Ziejini derisa të marrin ngjyrë të artë, rreth 1 minutë.

94. Manaferra të ndryshme Granita

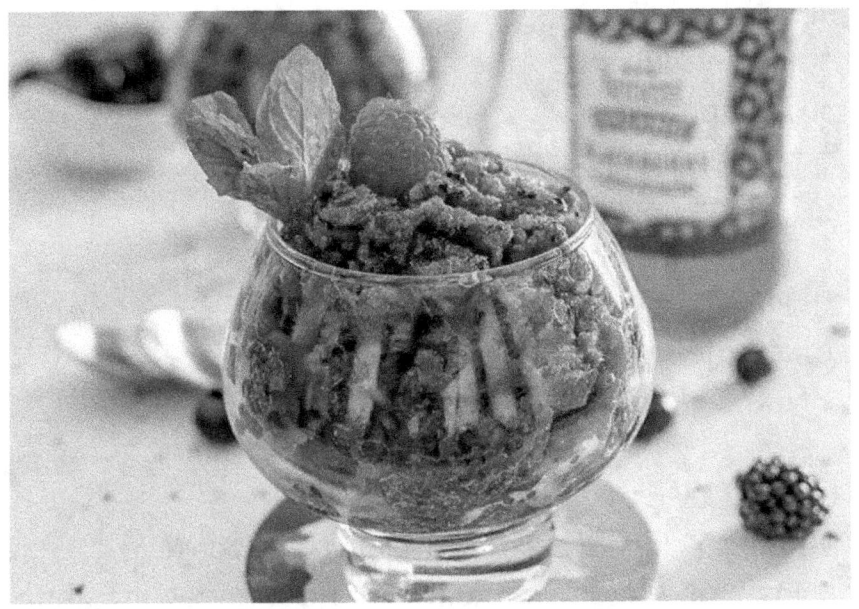

Bën: 4

PËRBËRËSIT:
- ½ filxhan luleshtrydhe të freskëta, të qëruara dhe të prera në feta
- ½ filxhan me mjedra të freskëta
- ½ filxhan boronica të freskëta
- ½ filxhan manaferra të freskëta
- 1 lugë gjelle shurup panje
- 1 lugë gjelle lëng limoni të freskët
- 1 filxhan kube akulli, të grimcuar

UDHËZIME:
a) Vendosni manaferrat, shurupin e panjeve, lëngun e limonit dhe kubat e akullit në një blender me shpejtësi të lartë dhe përziejini me shpejtësi të lartë derisa të jenë të lëmuara.
b) Transferoni përzierjen e manave në një enë pjekjeje, shpërndajeni në mënyrë të barabartë dhe ngrini për 30 minuta.
c) E nxjerrim nga ngrirja dhe e trazojmë plotësisht granitën me pirun.
d) Ngrijeni për 2 orë, duke e përzier çdo 30 minuta.

95. Akullore vegane pa sheqer

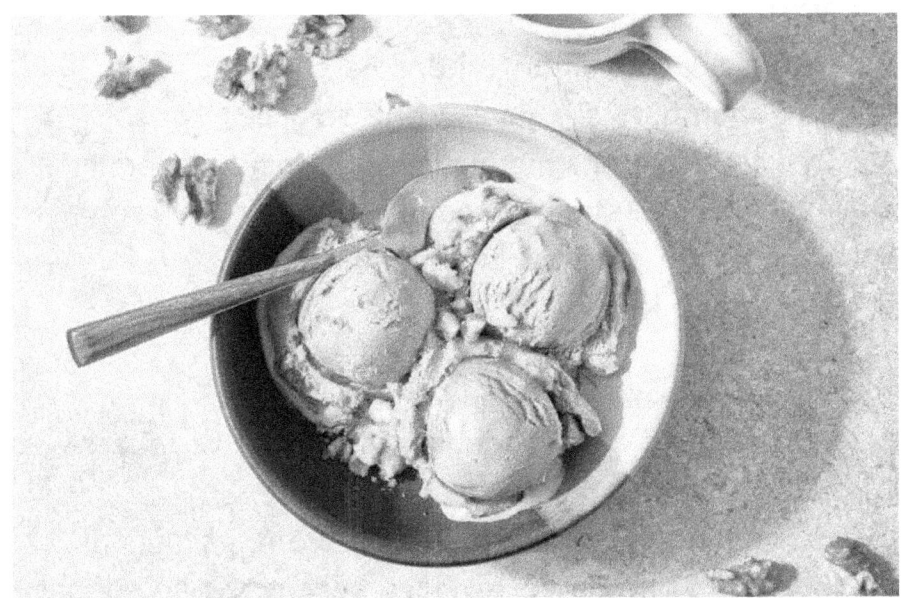

Bën: 6

PËRBËRËSIT:
- 15 ons pure kungulli të bërë në shtëpi
- ½ filxhan hurma, të grira dhe të grira
- Dy kanaçe 14 ons me qumësht kokosi pa sheqer
- ½ lugë çaji ekstrakt organik vanilje
- 1½ lugë çaji erëz byreku me kungull
- ½ lugë çaji kanellë të bluar

UDHËZIME:
a) Përziejini të gjithë përbërësit derisa të jenë të qetë.
b) Ngri _ deri në 2 orë.
c) Hidheni në një aparat akulloreje dhe përpunoni.
d) Ngrijeni edhe 2 orë të tjera përpara se ta shërbeni.

96. Krem me fruta të ngrirë

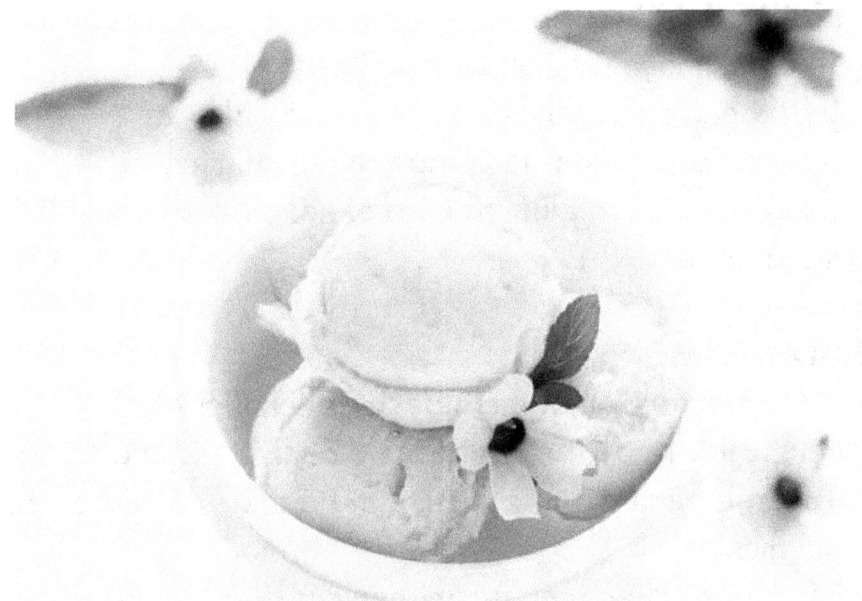

Bën: 6

PËRBËRËSIT:
- 14 ons kanaçe me qumësht kokosi
- 1 filxhan copa ananasi të ngrira, të shkrira
- 4 gota feta bananeje të ngrira, të shkrira
- 2 lugë gjelle lëng limoni të freskët
- majë kripë

UDHËZIME:
a) Rrini një tavë qelqi me mbështjellës plastik.
b) Përziejini të gjithë përbërësit derisa të jenë të qetë.
c) Tavën e përgatitur e mbushim në mënyrë të barabartë me masën.
d) Para se ta shërbeni, ngrini për rreth 40 minuta.

97. Puding me avokado

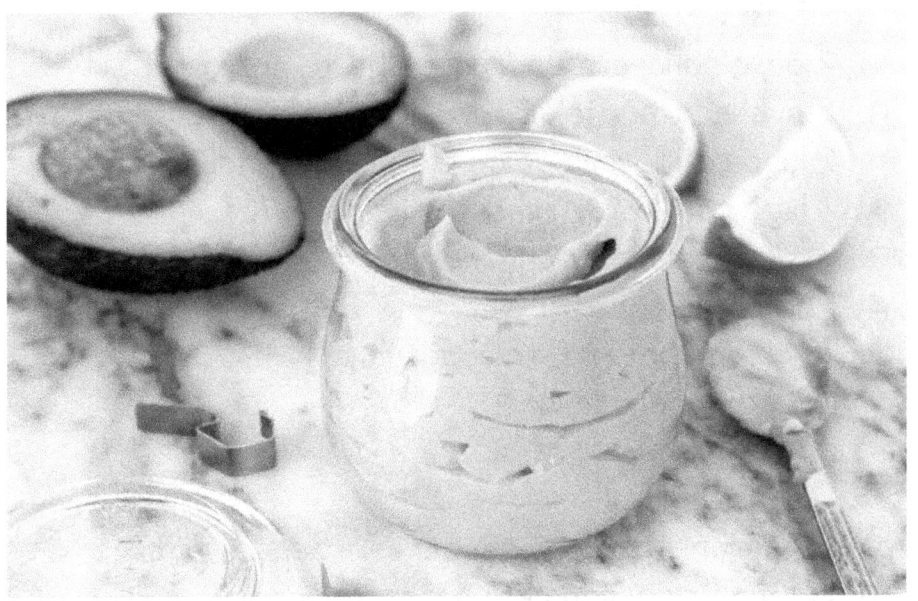

Bën: 4

PËRBËRËSIT:

- 2 gota banane, të qëruara dhe të prera
- 2 avokado të pjekura, të qëruara dhe të prera
- 1 lugë çaji lëvore gëlqereje, e grirë hollë
- 1 lugë çaji lëvore limoni, e grirë hollë
- ½ filxhan lëng limoni të freskët
- ⅓ filxhan mjaltë
- ¼ filxhan bajame, të copëtuara
- ½ filxhan lëng limoni

UDHËZIME:

a) Përziejini të gjithë përbërësit deri sa të qetë.
b) Hidheni shkumën në 4 gota për servirje.
c) Lëreni në frigorifer për 2 orë para se të shërbeni.
d) E zbukurojmë me arra dhe e shërbejmë.

98. Roleta djegës dhe arra

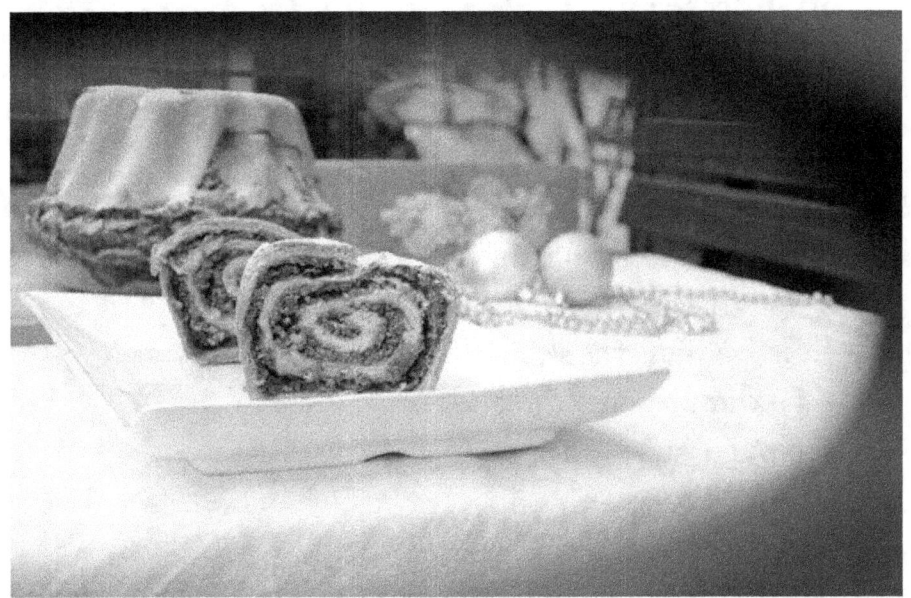

Bën: 2-3 racione

PËRBËRËSIT:
- 2 karota, të grira
- 1 lugë gjelle lëng limoni
  - 5 fletë nori, të prera në rripa të gjatë
- 1½ filxhan arra
- ½ filxhan lakër turshi
- 5 domate të thara në diell, të njomura
- ¼-½ djegës i freskët
- ½ filxhan rigon, i freskët
- ¼ piper i kuq

UDHËZIME:
a) Në një përpunues ushqimi, pulsoni arrat derisa të copëtohen trashë.
b) Përzieni karotat, domatet e thara në diell, specin djegës, rigonin, piperin dhe limonin.
c) Mbushni një tas përgjysmë me dip.
d) Në një rrip nori, shtoni 3 lugë gjelle dip arra dhe lakër turshi.
e) Mbështille.

99. Byrek me mollë shëruese

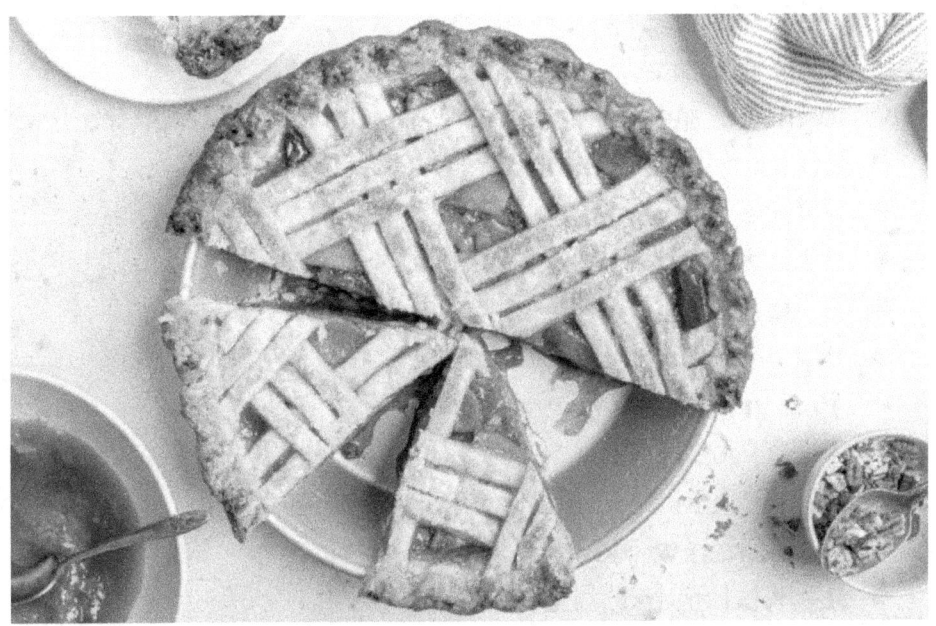

Bën: 8

PËRBËRËSIT:
PËR MOLLAT:
- 8 mollë, me bërthama, të qëruara dhe të prera imët
- 16 lugë sheqer kokosi
- 2 lugë miell misri
- 1 lugë çaji ekstrakt vanilje
- 1 lugë çaji vaj kokosi
- 1 lugë çaji kanellë të bluar
- Pini kripë deti për shije

PËR PASTËR:
- $1\frac{1}{4}$ filxhan bajame të bluara
- $\frac{1}{4}$ filxhan vaj kokosi
- $1\frac{1}{4}$ filxhan miell pa gluten
- Ujë, sipas nevojës

UDHËZIME:
PËR MOLLAT:
a) Vendosni mollët, vajin e kokosit, sheqerin e kokosit, vaniljen, kanellën dhe kripën në një tigan me kapak.
b) Lëreni të gatuhet në zjarr të ulët, duke i përzier herë pas here, për rreth 20 minuta.
c) Shpërndani miellin e misrit në një spërkatje të vogël me ujë në një tas të vogël.
d) Shtoni përzierjen e miellit të misrit dhe ujit dhe përzieni mirë.
e) Pasi mollët të jenë trashur, fikni zjarrin.

PËR PASTËR:

f) Ngroheni furrën në 180 gradë Celsius.
g) Kombinoni të gjithë përbërësit në një tas të madh së bashku me ujin, derisa të formohet një brumë i fortë.
h) Ndani brumin në dysh dhe shtoni gjysmën në një pjatë byreku të lyer me yndyrë. Përdorni gishtat për ta shtypur me kujdes në pjesën e poshtme dhe lart anëve të enës.
i) Shtroni një fletë me letër pjekjeje të papërshkueshme me yndyrë në një banak dhe përdorni një petull për të hapur brumin e mbetur të pastës në një formë rrethore aq të madhe sa të mbulojë byrekun.
j) Pasi ta keni gati, transferojeni përzierjen e mollës në koren e byrekut.
k) Tani vendosni shtresën e sipërme të brumit sipër kores së byrekut.
l) Përdorni gishtat për të siguruar shtresën e sipërme të kores sipër kores, duke shtypur poshtë të gjitha skajet rreth byrekut, duke u siguruar që ato të jenë të mbyllura siç duhet.
m) Përdorni një thikë për të krijuar një të çarë të vogël në mes të majës së kores së byrekut.
n) Piqeni për rreth 30 minuta, derisa korja e pastës të jetë e fortë në prekje dhe të marrë ngjyrë kafe të artë.

100. Makarona me ujë kokosi dhe portokalli

Bën: 14

PËRBËRËSIT:
- 3 gota arrë kokosi të grirë pa sheqer
- 4 lugë shurup kallami të parafinuar
- 4 lugë vaj kokosi, i shkrirë
- 1 lugë çaji Ujë me lule portokalli
- Bajame të thekura, për t'u shërbyer

UDHËZIME:
a) Në një përpunues ushqimi, skuqni kokosin derisa të ndahet në copa shumë të vogla. Lëreni pak cilësi.

b) Shtoni shurupin, vajin dhe ujin me lule. Blitz derisa të kombinohen mirë.

c) Vendoseni përzierjen në një tas dhe vendoseni në frigorifer për 5-8 minuta. Kjo do të lejojë që vaji i kokosit të ngurtësohet në mënyrë që të mund të punoni me përzierjen.

d) Ndërsa jeni duke pritur, shtoni 10-12 bajame në procesorin e ushqimit dhe copëtoni ato në copa të vogla.

e) Në një tigan, shtoni 2 lugë çaji vaj kokosi dhe ngrohni në temperaturë të ulët, shtoni arrat dhe skuqeni për disa minuta derisa të marrë aromë.

f) Provoni brumin e kokosit për të parë nëse qëndron së bashku kur shtrydhni një sasi të vogël në pëllëmbën tuaj. Nëse jeni gati, shtrydhni në topa të vegjël me duar. Përzierja është delikate.

g) Vendosni topat në një enë për servirje dhe sipër me reçel portokalli dhe bajame të thekura.

PËRFUNDIM

Ndërsa përfundojmë udhëtimin tonë nëpër "KUZHINA LËKURË E LUMTUR", shpresojmë që të keni zbuluar fuqinë transformuese të të ushqyerit dhe kujdesit të lëkurës duke punuar në harmoni. Çdo recetë brenda këtyre faqeve është një festë e lëkurës rrezatuese dhe të shëndetshme që rezulton nga ushqimi i trupit tuaj me përbërës të shëndetshëm dhe ushqimi i kujdesshëm.

Pavarësisht nëse i keni përqafuar smoothie-t e mbushura me antioksidantë, keni konsumuar sallata që rrisin kolagjenin ose jeni kënaqur me ushqimet e pasura me omega-3, ne besojmë se këto 100 receta ju kanë frymëzuar që t'i jepni përparësi mirëqenies së lëkurës tuaj përmes ushqimit që shijoni. . Përtej përbërësve dhe teknikave, koncepti i "KUZHINA LËKURË E LUMTUR" mund të bëhet një mënyrë jetese - një qasje që njeh lidhjen midis asaj që hani dhe bukurisë që rrezaton nga brenda.

Ndërsa vazhdoni të eksploroni botën e kujdesit të lëkurës përmes ushqyerjes, "KUZHINA LËKURË E LUMTUR" qoftë shoqëruesi juaj i besuar, duke ju udhëhequr përmes recetave të shijshme dhe ushqyese që mbështesin udhëtimin tuaj drejt lëkurës së lumtur dhe me shkëlqim. Ja për të përqafuar sinergjinë e ushqimit dhe kujdesit për lëkurën dhe për të shijuar gëzimin e ushqyerjes së lëkurës tuaj nga brenda jashtë. Gezuar lekuren e lumtur dhe rrezatuese!